Olga Peralta
Ninfa Delvalle

La economía en el tratamiento de personas con diabetes mellitus

Olga Peralta
Ninfa Delvalle

La economía en el tratamiento de personas con diabetes mellitus

El Efecto de la Economía en el Tratamiento de Personas con Diabetes Mellitus en los Usuarios de la USF de Mbocayaty

Editorial Académica Española

Imprint

Cover image: www.ingimage.com

Publisher:
Editorial Académica Española
is a trademark of
Dodo Books Indian Ocean Ltd. and OmniScriptum S.R.L publishing group

120 High Road, East Finchley, London, N2 9ED, United Kingdom
Str. Armeneasca 28/1, office 1, Chisinau MD-2012, Republic of Moldova, Europe
Printed at: see last page
ISBN: 978-613-9-46696-2

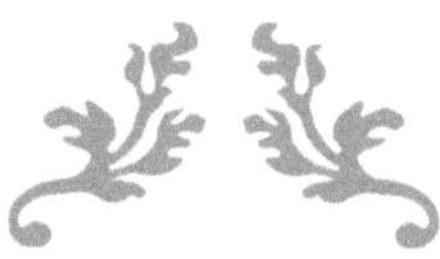

EL EFECTO DE LA ECONOMÍA EN EL TRATAMIENTO DE PERSONAS CON DIABETES MELLITUS EN LOS USUARIOS DE LA USF DE MBOCAYATY -ÑEMBY PARAGUAY, DE DICIEMBRE 2021 A SEPTIEMBRE 2022

El efecto de la economía en el tratamiento de personas con diabetes mellitus

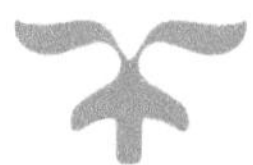

Autores:

- [1]Lic. Olga Peralta (DTC- UPAP- Ñemby-Paraguay). 0000-0002-9427-2749

nutryolga@gmail.com

- [1]Lic. Ninfa Delvalle (DTC- UPAP- Ñemby-Paraguay). 0000-0002-3048-8866

delvalleninfa67@gmail.com

1 DE ENERO DE 2024

ÑEMBY – PARAGUAY

DEDICATORIA

A Dios por enseñarnos que la fe, la perseverancia y el sacrificio rompen cualquier obstáculo.

A nuestras familias, por el apoyo que nos han brindado en forma incondicional siempre para alcanzar nuestras metas y levantarnos con más fuerzas ante cualquier equivocación.

A nuestros compañeros de Vida (G.O y H.O), por sus consejos y trasmitirnos confianza para alcanzar aquello que anhelamos.

AGRADECIMIENTO

A Dios por las bendiciones que nos da cada día, a la Universidad Politécnica y artística del Paraguay por brindarnos espacio para el desarrollo de nuestras potencialidades.

RESUMEN

La economía es fundamental para el tratamiento de la diabetes, ya que sin ella las personas no sabrían cómo administrar sus ingresos y de esta forma satisfacer sus necesidades de manera eficaz. El objetivo de la investigación es: Conocer el efecto que tiene la economía en el tratamiento de personas con diabetes mellitus en los usuarios de la USF Mbocayaty de diciembre 2021 a septiembre 2022. Tiene un enfoque cuantitativo, diseño no experimental y de corte transversal. La población universal de estudio fue de 105 familias de Mbocayaty de los cuales 40 es nuestra población en estudio y se han tomado a 17 personas como muestra que corresponde al 43%. La técnica de recolección de datos fue a través de una encuesta, cuyos datos recogidos fueron analizados en tablas y gráficos estadísticos. En los principales hallazgos se pudo determinar que la economía de los usuarios de la USF de Mbocayaty afecta en el tratamiento de la diabetes mellitus, concluyendo que se refuta la hipótesis planteada en la investigación, es decir, los efectos de la economía complican el tratamiento de la diabetes mellitus. Inculcar sobre el desarrollo de hábitos saludables en la vida diaria, planificar estrategias económicas para solventar gastos que conlleva esta enfermedad.

Palabras claves: retinopatía, cardiopatías, tratamiento farmacológico, tratamiento nutricional.

ABSTRACT.

Economics is essential for the treatment of diabetes, since without it people would not know how to manage their income and thus meet their needs effectively. The objective of the research is: To know the effect that the economy has on the treatment of people with diabetes mellitus in users of the UFS Mbocayaty from December 2021 to September 2022. It has a quantitative approach, non-experimental and cross-sectional design. The universal study population was 105 families from Mbocayaty, of which 40 are our study population and 17 people were taken as a sample, which corresponds to 43%. The data collection technique was through a survey, whose data collected were analyzed in statistical tables and graphs. In the main findings, it was determined that the economy of the users of the USF of Mbocayaty affects the treatment of diabetes mellitus, concluding that the hypothesis raised in the research is refuted, that is, the effects of the economy complicate the treatment of diabetes mellitus. Instill the development of healthy habits in daily life, plan economic strategies to cover the expenses that this disease entails.

Keywords: retinopathy, heart disease, pharmacological treatment, nutritional treatment.

INDICE

INTRODUCCIÓN

La diabetes mellitus es una enfermedad metabólica crónica caracterizada por la glucosa en sangre elevada (hiperglucemia), está constituye en un problema de salud pública prioritario, tanto por su incidencia, prevalencia y la morbimortalidad que de elladerivan. Es la principal causa de muerte a nivel mundial, constituye una preocupación para los gobiernos por los impactos económicos de la enfermedad en el presupuesto familiar. El gasto en complicaciones es exponencial, mientras que el gasto en tratamientos es lineal, cuesta menos invertir en terapias efectiva que en complicaciones cardiovasculares o nefropatías.

El objetivo de esta investigación es dar a conocer el efecto que tiene la economía en el tratamiento de personas con diabetes mellitus en los usuarios de la USF Mbocayaty de diciembre 2021 a septiembre 2022, para tal efecto se ha planteado la siguiente hipótesis: La economía no afecta en el tratamiento de la diabetes mellitus.

En este sentido, tiene un enfoque cuantitativo, diseño no experimental y de corte transversal. La población universal de estudio fue de 105 familias de Mbocayaty de los cuales 40 es nuestra población en estudio y se han tomado a 17 personas como muestra que corresponde al 43%. La técnica de recolección de datos fue a través de una encuesta, cuyos datos recogidos fueron analizados en tablas y gráficos estadísticos, correspondientes a cada estamento.

El contenido de la presente investigación se ha estructurado de la siguiente manera:

En el capítulo I del trabajo se presenta el planteamiento del problema, donde se describe el problema observado, que trata de una enfermedad crónica que se ha extendido ampliamente en las últimas décadas, no sólo en los países de ingresos, sino también en muchos países de bajos y medianos ingresos muy poblados, con los objetivos correspondientes y la justificación de la investigación.

En el capítulo II se incluyen el marco teórico: conceptual, referencial, legal e histórico, donde se ilustra sobre el tema desde un enfoque general.

En el capítulo III se especifica el marco metodológico, con la hipótesis planteada, el tipo y diseño metodológico de la investigación, con la aplicación instrumento de recolección de datos, encuesta.

En el capítulo IV se presenta el marco analítico, con los resultados en cuadros y gráficos estadísticos, con la finalidad de realizar las interpretaciones de cada interrogante y llegar a la conclusión y sugerencias.

CAPITULO I

MARCO INTRODUCTORIO

1.1 Planteamiento del problema

La diabetes afecta a 382 millones de personas en el mundo, y se estima que este número crezca a 592 millones para el año 2035. Se trata de una enfermedad crónicaque se ha extendido ampliamente en las últimas décadas, no sólo en los países de ingresos, sino también en muchos países de bajos y medianos ingresos muy poblados como India y China. El aumento de la prevalencia de la diabetes en estos países ha sido impulsado por la rápida urbanización, el cambio de hábitos alimentarios y estilos de vida cada vez más sedentarios.

Considerando los datos mencionados hemos decidido investigar la realidad en nuestro país, es por ello que surge la siguiente pregunta de investigación.

1.2. Preguntas de investigación

1.2.1 Pregunta Genérica:

¿Qué efecto tiene la economía en el tratamiento de la Diabetes Mellitus en los usuarios de la USF de Mbocayaty, desde diciembre 2021 a septiembre 2022?

1.2.2. Preguntas Específicas:

1- ¿Qué es la diabetes?

2- ¿Cómo influye la economía en el tratamiento de la DiabetesMellitus en los usuarios de la USF de Mbocayaty, desde diciembre 2021 aseptiembre 2022?

3- ¿Cuáles son las complicaciones del tratamiento de la diabetes mellitus, que presentan los usuarios que acuden a la USF de Mbocayaty desde diciembre 2021a septiembre 2022?

4- ¿Cuenta el Estado con programas para ayudar a las personas con bajos recursos económicos que padecen diabetes mellitus?

1.3. Objetivos de la investigación

1.3.1. Objetivo general:

Conocer el efecto que tiene la economía en el tratamiento de la diabetes mellitus en los usuarios de la USF Mbocayaty desde diciembre 2021 a septiembre 2022.

1.3.2. Objetivos específicos

1- Determinar que es la diabetes.

2- Identificar como influye la economía en el tratamiento de la Diabetes Mellitus en los usuarios de la USF de Mbocayaty, desde diciembre 2021 a septiembre 2022.

3- Determinar las complicaciones del tratamiento de la diabetes mellitus que presentan los usuarios que acuden a la USF Mbocayaty desde diciembre 2021 a septiembre 2022.

4- Identificar los programas con que cuenta el Estado para ayudar a las personas con bajos recursos económicos que sufren de diabetes.

1.4. Justificación.

La diabetes mellitus es una enfermedad que va ganando adeptos cada vez a más jóvenes y sin importar estratos sociales. Por lo mencionado se realiza este estudio para ver ¿Qué efecto tiene la economía en el tratamiento de la Diabetes mellitus en los usuarios de la USF de Mbocayaty, desde diciembre 2021 a septiembre 2022?, especialmente cuando ataca a la población más desfavorable económicamente hablando.

Se busca conocer el efecto que tiene la economía en el tratamiento de la Diabetes Mellitus en los usuarios de la USF de Mbocayaty desde diciembre 2021 a septiembre 2022. Este trabajo brindo conocimiento acerca de los programas con que cuenta el estado paraguayo para apoyar a los pacientes de escasos recursos con esta enfermedad, como así también cuales son la complicaciones y tratamientos mas actuales de la Diabetes Mellitus

La investigación es viable, ya que se cuenta con todos los recursos materiales, humanos y económicos necesarios para su desarrollo.

CAPITULO II

MARCO TEORICO

2.1. Marco Conceptual

- **Diabetes:** La diabetes es una enfermedad crónica (de larga duración) que afecta la forma en que el cuerpo convierte los alimentos en energía. La mayoría de los alimentos que se consume se convierten en azúcar (también llamada glucosa) que se libera en el torrente sanguíneo.
- **Efecto:** El término efecto posee varios significados dependiendo del área en el que se utiliza es el resultado, el fin, la conclusión, la consecuencia, lo que se deriva de una causa.
- **Economía:** Ciencia que estudia los recursos, la creación de riqueza y la producción, distribución y consumo de bienes y servicios, para satisfacer las necesidades humanas.
- **Complicaciones:** En el campo de la medicina, problema médico que sepresenta durante el curso de una enfermedad o después de un procedimiento o tratamiento.
- **Tratamiento:** El término tratamiento hace referencia a la forma o los medios que se utilizan para llegar a la esencia de algo, cuya finalidad es la curación o el alivio de las enfermedades o síntomas.
- **Polidipsia:** Cuando la diabetes no está bien controlada, la persona que la padece puede tener mucha sed y tomar una gran cantidad de líquido.
- **Nefropatía:** La nefropatía diabética es el nombre que se da a las alteraciones en el riñón que se producen en personas con diabetes cuando su control de la glucosa en sangre y otros factores asociados no han sido adecuado.
- **Retinopatía:** Es una afección del ojo que puede causar pérdida de visión y ceguera en personas con diabetes.
- **Gangrena:** La gangrena es la muerte de los tejidos del cuerpo. Ocurre cuando el suministro de sangre no llega a una parte del cuerpo.
- **Cetoacidosis:** La cetoacidosis diabética ocurre cuando el cuerpo no tiene suficiente insulina para permitir que el azúcar en la sangre ingrese a las células para usarlo como energía.

2.2. Marco Legal

LEY N° 5372 DE PREVENCIÓN Y ATENCIÓN INTEGRAL A LA DIABETES EL CONGRESO DE LA NACIÓN PARAGUAYA SANCIONA CON FUERZA DE

CAPÍTULO I - DE LA FINALIDAD DE LA LEY

Artículo 1°. - La presente Ley tiene por finalidad establecer un régimen legal para optimizar la salud y calidad de vida de las personas con Diabetes y de aquellas susceptibles de adquirirlas, a fin de reducir o eliminar las barreras para ellas, garantizándoles además medidas de prevención, atención, control y tratamiento, en todas las etapas de su evolución, así como dotar a la sociedad de cultura de prevención e integración social, económica y de investigación.

CAPÍTULO II - De las funciones y obligaciones del programa Nacional dediabetes

Artículo 2°. - El Estado, por medio del Ministerio de Salud Pública y Bienestar Social (en adelante MSPyBS), fortalecerá el Programa Nacional de Diabetes (en adelante PND), a través del cual deberá ejercer todas las acciones a ser desarrolladas en el área de la Diabetes. El Programa Nacional de Diabetes (PND), estará integrado a losprogramas afines de Enfermedades No Transmisibles del Ministerio de Salud Públicay Bienestar Social (MSPyBS).

Artículo 3°.- El Programa Nacional de Diabetes (PND), constituirá una comisión técnica asesora multisectorial que estará integrada por dos representantes de Asociaciones de Personas con Diabetes (dichas Asociaciones deben contar con personería jurídica reconocida), un representante de Sociedades Médicas de Diabetesy/o Endocrinología, un representante del Ministerio de Salud Pública y Bienestar Social (MSPyBS), un representante del Instituto de Previsión Social (IPS), un representante del Ministerio de Educación y Cultura (MEC). El Programa Nacional deDiabetes (PND), será presidido por el director del Programa Nacional de Diabetes (PND) del Ministerio de Salud Pública y Bienestar Social (MSPyBS).

Artículo 4°. - El Programa Nacional de Diabetes (PND), ejecutará sus acciones en forma descentralizada e integrada a los Programas de Enfermedades No

Transmisibles (en adelante ENT) a nivel nacional, ya sea en forma independiente desde el Ministerio de Salud Pública y Bienestar Social (MSPyBS), o en alianza con instituciones gubernamentales y no gubernamentales, siguiendo las normas establecidas por el Ministerio de Salud Pública y Bienestar Social (MSPyBS).

Artículo 5°. - El Ministerio de Salud Pública y Bienestar Social (MSPyBS), a través del Programa Nacional de Diabetes (PND), implementará la Vigilancia epidemiológica dela Diabetes, integrada a la Vigilancia de Enfermedades No Transmisibles (ENT). En ese marco, deberá ejecutar estudios de prevalencia de Diabetes a nivel nacional, cada5 (cinco) años y recabará datos sobre incidencia y tendencia de la Diabetes y sobre la intolerancia a la glucosa, así como sobre los factores de riesgo y factores determinantes para el desarrollo. Además, deberá vigilar las tendencias de las complicaciones agudas y crónicas de la Diabetes.

Artículo 6°. - El Programa Nacional de Diabetes (PND), deberá promover e impulsarla investigación clínica, epidemiológica y tecnológica en el área, que mejore laprevención y/o tratamiento de la Diabetes, en forma independiente o en alianza – a través del Ministerio de Salud Pública y Bienestar Social (MSPyBS) – con universidades públicas o privadas acreditadas y centros de investigación de referenciaen el país y/o internacional.

Artículo 7°. - El Ministerio de Salud Pública y Bienestar Social (MSPyBS), a través del Programa Nacional de Diabetes (PND), realizará un análisis de la situación nacional de la Diabetes, cada 3 (tres) años, y de acuerdo con ello ajustará sus objetivos. El informe del análisis será publicado para conocimiento de las autoridades,la comunidad interesada y las sociedades científicas.

Artículo 8°. - El Programa Nacional de Diabetes (PND), promoverá y supervisará la formación de Educadores en Diabetes. Los mismos ejercerán sus funciones en las instituciones educativas y centros asistenciales, a fin de coadyuvar principalmente enla tarea de prevención de la Diabetes en la población.

CAPÍTULO III - De la prevención y diagnóstico

Artículo 9°. - El Estado, a través del Ministerio de Salud Pública y Bienestar Socialy Bienestar Social (MSPyBS), deberá garantizar servicios de atención médica integral, integrada y de calidad, incluido el auto cuidado, para todas las personas con Diabetes según el ciclo vital y particularmente a mujeres en etapa de gestación, garantizando el seguimiento posterior. Estas exigencias se extienden también al Instituto de Previsión Social (IPS), en cuanto a sus asegurados.

Artículo 20.- El Instituto de Previsión Social (IPS), garantizará la provisión en forma gratuita del 100% (ciento por ciento) de los medicamentos e insumos para el tratamiento y el autocontrol de la Diabetes de sus asegurados, en las cantidades necesarias según prescripción médica. Deberá revisar y actualizar la lista de medicamentos e insumos para el tratamiento y autocontrol de la Diabetes, como mínimo cada 2 (dos) años, a fin de poder incluir en la cobertura los avances farmacológicos y tecnológicos en la terapia de la Diabetes que promuevan una mejoraen la calidad de vida de las personas que la posean, ajustándose a los estándares Internacionales de calidad vigentes en su momento. Igualmente deberá prever los recursos financieros para satisfacer lo enunciado precedentemente.

CAPÍTULO V - De la exoneración impositiva para los medicamentos y reactivosde diagnóstico para autocontrol de las personas con diabetes.

Artículo 21.- Todos los medicamentos e insumos para el tratamiento y autocontrol dela Diabetes son sujetos de exoneración impositiva, tanto para su importación como para su venta.

CAPÍTULO VI - De la no discriminación y políticas inclusivas.

Artículo 22.- La Diabetes no será causa de discriminación en ningún ámbito. Ni el sistema de seguridad social, ni los Seguros Privados de Medicina Prepaga podrán negarse a incluir a personas con Diabetes entre a quienes ofrece sus servicios. Deberán gozar de los mismos beneficios que los demás asegurados acorde al plan contratado. El Ministerio de Salud Pública y Bienestar Social (MSPyBS), reglamentaráesta disposición, estableciendo además sanciones a su incumplimiento.

Artículo 23.- Los niños y adolescentes con diagnóstico de Diabetes no podrán sufrir discriminación académica.

Los colegios públicos y privados no podrán rechazar postulantes arguyendo su condición de poseer Diabetes. Deberán contar con docentes capacitados y servicios de salud básicos que garanticen la atención apropiada de acuerdo4 con el "Manual decuidados y atención para niños con Diabetes en el ámbito escolar", que deberá ser elaborado por el Ministerio de Salud Pública y Bienestar Social (MSPyBS), con la colaboración del Ministerio de Educación y Cultura (MEC) y la de la Asociación de Personas con Diabetes. Asimismo, deberán garantizar el espacio necesario para realizar las mediciones de glucemia y administración[7] de medicinas en un entorno limpio y seguro. El Ministerio de Educación y Cultura (MEC), reglamentará esta disposición, estableciendo además sanciones a su incumplimiento.

Artículo 24.- Las personas adultas con Diabetes no podrán ser sujetos de discriminación laboral con relación a su condición y, asimismo, se les deberá garantizar el acceso a servicios básicos de enfermería para la atención apropiada en casos necesarios. Igualmente, deberán garantizar el espacio necesario para realizar las mediciones de glucemia y administración de medicinas en un entorno limpio y seguro. El Ministerio de Trabajo Empleo y Seguridad Social (MTESS) reglamentará esta disposición, estableciendo además sanciones a su incumplimiento.

Artículo 25.- El Ministerio de Salud Pública y Bienestar Social (MSPyBS), deberá garantizar la inclusión en el presupuesto institucional de los recursos necesarios parala ejecución de lo planificado por el Programa Nacional de Diabetes (PND), con énfasissobre las compras de medicamentos e insumos para el tratamiento y el autocontrol dela Diabetes.

Los recursos necesarios para la implementación del Programa Nacional de Diabetes (PND) y de las acciones planificadas por dicho órgano, provendrán - además - de fuentes y aportes de gobiernos centrales, departamentales, municipalidades, organizaciones no gubernamentales y entidades internacionales, así como también de la comunidad y organizaciones privadas o multas que deriven de la implementaciónde la presente Ley y sus reglamentaciones.

Artículo 26.- Derogase la Ley N° 2035 "DE DIABETES", del 3 de diciembre del año 2002.

Artículo 27.- Comuníquese al Poder Ejecutivo.

Aprobado el Proyecto de Ley por la Honorable Cámara de Senadores, a treinta días del mes de octubre del año dos mil catorce, quedando sancionado el mismo, por la Honorable Cámara de Diputados, a veinte días del mes de noviembre del año dos mil catorce, de conformidad a lo dispuesto en el Artículo 207 numeral 1) de la Constitución Nacional.

LEY N° 2035 DE DIABETES EL CONGRESO DE LA NACION PARAGUAYA SANCIONA CON FUERZA DE LEY

CAPITULO I - De la Formación y Funciones del Programa Nacional de Diabetes (PND)

Artículo 1°.- El Estado a través de sus organismos responsables, elaborará la formación del Programa Nacional de Diabetes, a través del cual ejercerá todas las acciones a ser desarrolladas en el área de la Diabetes y estará conformado por representantes de la unidad técnica del Ministerio de Salud, Sociedades Científicas, Asociaciones de Personas con Diabetes y otras instituciones o entidades afines.

Artículo 2°. - Se formulará y llevará a la práctica un Programa Nacional de Diabetes que incluya prestación de servicios de salud, promoción de estilos de vida saludable y prevención de las complicaciones. Este Programa Nacional de Diabetes estará integrado con programas afines de enfermedades no transmisibles del Ministerio de Salud Pública y Bienestar Social.

Artículo 3°. - El Programa Nacional de Diabetes será coordinado por la Unidad Técnica del Ministerio de Salud Pública y Bienestar Social y ejecutado en forma descentralizada en las diversas regiones del país por instituciones gubernamentales y no gubernamentales, siguiendo las normas establecidas por el PND.

Artículo 4°. - El Ministerio de Salud implementará el Registro Nacional de Diabetes, a través de la Unidad Técnica, a fin de tener un conocimiento acabado de la incidencia y prevalencia de la Diabetes, sus complicaciones, el tratamiento empleado y la calidad de vida de las personas con diabetes. Asimismo, promoverá e impulsará la investigación clínica, epidemiológica y tecnológica en el área de la diabetes.

El Ministerio de Salud Pública y Bienestar Social elaborará y divulgará un informe periódico de la situación de la diabetes en el país.

CAPITULO II- DE LA ASISTENCIA SANITARIA

Artículo 5°. - El Estado garantizará, a través de los programas nacionales de salud o Instituciones específicas del sector, la implementación de servicios básicos y programas de educación en diabetes y sus complicaciones, destinados a la población en general.

Artículo 6°. - El Ministerio de Salud Pública y Bienestar Social a través de su Unidad Técnica, garantizará y reglamentará la provisión de insulina y de todos los elementos necesarios para su administración y autocontrol, y antidiabéticos orales en forma gratuita para las personas con diabetes de escasos recursos. Las exigencias y reglamentaciones se extenderán además al Instituto de Previsión Social (IPS), en relación a la población a la cual presta servicios.

CAPITULO III - De la prevención y diagnóstico temprano

Artículo 7°. - El Estado, a través del Programa Nacional de Diabetes, deberá incluir en los programas de educación escolar conocimientos acerca de nutrición y diabetes.

Artículo 8°. - Los productos destinados al consumo público, sus etiquetas deberán poseer leyendas que adviertan del contenido de glucosa.

CAPITULO IV - De los recursos humanos

Artículo 9°. - El Programa Nacional de Diabetes reglamentará la formación e incorporación de Educadores de Diabetes en el equipo de salud.

CAPITULO V - De las disposiciones sociales y laborales.

Artículo 10.- La diabetes no será causa de discriminación en ningún ámbito.

CAPITULO VI - De los Recursos Financieros

Artículo 11.- Los recursos necesarios para la implementación del Programa Nacional de Diabetes y de las acciones que de ellos deriven, provendrán de fuentes y aportes de gobiernos centrales, departamentales, municipalidades, organizaciones no gubernamentales y entidades internacionales, como así también de la comunidad y organizaciones privadas.

Artículo 12.- Comuníquese al Poder Ejecutivo.

Aprobado el Proyecto de Ley por la Honorable Cámara de Senadores, a los veinticuatro días del mes de octubre del año dos mil dos, quedando sancionado el mismo, por la Honorable Cámara de Diputados a los veintiún días del mes de noviembre del año dos mil dos, de conformidad a lo dispuesto en el Artículo 207 numeral 1) de la Constitución Nacional.

2.3. Marco Histórico

El programa de Diabetes cuyo nombre es Club de Hipertensos y Diabéticos en la Unidad de salud familiar (USF MBOCAYATY), tuvo sus comienzos en la ciudad de Ñemby Barrio Salinas durante la presidencia de Federico Franco en el año 2012, el equipo que conformaba en ese entonces era: La Doctora Juana Maldonado (Encargada) y la Licenciada Jenny Méndez, encargada de área gineco-obstetricia, y la Licenciada Wilma Rodríguez como técnica en enfermería.

En la fecha 24 de febrero del año 2015 la Unidad de la Salud Familiar (USF), se traslada al Barrio de Mbocajaty y en la fecha se incorpora como Médico Familiar y encargado de la unidad el Doctor William Arguello, hasta febrero del 2022. En el año 2017 se incorporan las agentes comunitarias de salud (ACS), Jessica Martínez y Verónica Riveros. Luego de la salida del Doctor William Arguello, queda como encargada la Licenciada Jenny Méndez y como médico familiar provisorio la Doctora Liz Benítez.

Desde sus inicios la unidad de salud viene trabajando en la comunidad con estrategias económicas en el tratamiento de la Diabetes Mellitus. Estas dependen exclusivamente del Parque Sanitario del Ministerio (ubicada en la gobernación de Areguá), para proveer medicamentos tales como: Metformina, Glimepirida, Dapaglifozina, Sitagliptina, Insulinas: NPH, Cantus, Toujeo y Cristalina estos últimos son utilizados para la corrección de glicemia en sangre.

La USF, no cuenta con recursos económicos propios en caso de no poseer los medicamentos mencionados más arriba, ya que son dependientes de los insumos del Ministerio de Salud.

El Club de Diabéticos se lleva a cabo los primeros días del mes, en el cual se les informa a los pacientes cuantos medicamentos se adquirieron, luego se efectúa una pequeña charla sobre los cuidados a tener en cuenta y las campañas de vacunación durante el año de acuerdo a las estaciones (ya que en otoño e invierno aumentan los casos de enfermedades respiratorias); en la época de la pandemia educaron a los usuarios a prestarle más atención a los cuidados de bioseguridad, como el lavado de manos, uso de tapabocas, y la inmunización a través de las vacunas contra el COVID-19 (ya que este virus influye gravemente en la diabetes, que es una patología de base).

Otro de los temas incluidos en la charla son las restricciones alimenticias según las festividades culturales del país, como: (Semana Santa, día de la madre, San Juan, día del padre, navidad, etc.). Para así evitar que las complicaciones sean más graves.

En la Unidad de Salud Familiar de Mbocayaty cuenta con 964 familias hasta la fecha 24 de mayo del 2022 de las cuales 105 son Diabéticos (41 masculino y 64 femeninos), las edades son desde 35 años hasta mayores de 90 años y la mayoría tiene entre 50 y 70 años, destacando que la Diabetes Tipo 2 es la más común, seguido, está la Diabetes Gestacional resaltando que no hay pacientes con Diabetes tipo 1. Las complicaciones que se presentan frecuentemente son el ACV (Accidente Cerebrovascular, Dislipidemia, Retinopatía, Neuropatía, complicaciones Macro vasculares y Microvasculares).

La diabetes es una enfermedad que no se cura, solo se trata con la medicación y una buena alimentación, complementando así también con la realización de actividades físicas (Caminar, Trotar, Nadar, Ciclismo, entre otros), pero muchas veces la pereza y la edad de los diabéticos es un impedimento para que realicen dichas actividades porque ciertamente el ritmo de vida de las personas de edad avanzada cambia y no pueden moverse con la misma rapidez y agilidad que antes.

2.4. Marco Referencial

2.4.1. La Diabetes

La diabetes es una enfermedad crónica (de larga duración) que afecta la forma en que el cuerpo convierte los alimentos en energía.

La mayoría de los alimentos que come se convierten en azúcar (también llamada glucosa) que se libera en el torrente sanguíneo. El páncreas produce una hormona llamada insulina, que actúa como una llave que permite que el azúcar en la sangre entre a las células del cuerpo para que estas la usen como energía.

Si una persona tiene diabetes, su cuerpo no produce una cantidad suficiente de insulina o no puede usar adecuadamente la insulina que produce. Cuando no hay suficiente insulina o las células dejan de responder a la insulina, queda demasiada azúcar en el torrente sanguíneo y, con el tiempo, esto puede causar problemas de salud graves, como enfermedad del corazón, pérdida de la visión y enfermedad de los riñones.

Todavía no existe una cura para la diabetes, pero se puede reducir mucho el efecto que tiene sobre la vida si se practican hábitos de estilo de vida saludables, se toman los medicamentos según sea necesario, se obtiene información sobre el automanejo de la diabetes y no se falta a las citas con el equipo de atención médica.

2.4.2. Diabetes tipo 1.

Corresponde a menos del 10% de los casos y no es prevenible; aquí, el páncreas no produce insulina en absoluto. Esto se debe a que el sistema de defensa del cuerpo ataca a las células productoras de insulina del páncreas y las destruye. La diabetes tipo 1 es frecuente en edades pediátricas y adultos jóvenes. Estos pacientes dependen de la aplicación de insulina externa inyectable 6 veces al día, además del monitoreo de glucosa capilar entre 5 a 8 controles antes de las comidas.

2.4.3. Diabetes tipo 2.

Es la más frecuente, representa el 90% de los casos. Es prevenible. Aquí la insulina no funciona adecuadamente debido a los excesos en la alimentación, el sedentarismo, hábitos tóxicos, sobrepeso y obesidad. Puede aparecer a cualquier edad, incluso durante la infancia. Sin embargo, este tipo de diabetes se presenta con mayor frecuencia en las personas de mediana edad y en edades geriátricas. El tratamiento se inicia con la modificación de hábitos nutricionales, inclusión de actividad física recomendada por el médico (frecuencia, periodicidad y tipo de actividad) y suspensión de hábitos tóxicos. Posteriormente, el tratamiento se intensifica con antidiabéticos orales y el uso de insulinas externas, según prescripción del médico.

2.4.4. Gestacional (en el embarazo).

Puede aparecer desde el inicio hasta el final del embarazo. Se recomienda que, una vez confirmado el embarazo, se realicen controles de glucemia periódicos para detectar a tiempo la patología. La glucemia elevada durante el embarazo conlleva a complicaciones en el desarrollo y crecimiento fetal, problemas durante el parto y predispone al recién nacido a enfermedades crónicas no transmisibles en la adultez.

2.4.5. Complicaciones.

Los valores elevados y mantenidos de glucosa en sangre provocan complicaciones en todo el cuerpo, desde la cabeza hasta los pies.

Las complicaciones más temidas son: accidente cerebro-vascular, deterioro cognitivo, ceguera, sordera, infarto al corazón, insuficiencia renal, disfunción sexual, heridas que no cicatrizan, neuropatía diabética, amputación de piernas, entre otras.

Todas las complicaciones de la diabetes son prevenibles si el paciente y un integrante de su familia acuden temprana y periódicamente a la consulta médica; cumpliendo a cabalidad las indicaciones de su equipo multidisciplinario de salud. La irregularidad, pasividad, el abandono de tratamiento, así como la ausencia de apoyo familiar son factores que predisponen a la aparición de complicaciones, muchas veces irreversible.

2.4.6. Síntomas.

Deben llamar la atención al paciente y su familia los siguientes síntomas: sed frecuente y con preferencia de líquidos azucarados, hambre voraz, pérdida de peso inexplicable, micción (orina) frecuente, que lo despierta en la madrugada; fatiga que no mejora con el descanso, picazón de piel y zona genital, heridas que no cicatrizan, visión borrosa, disfunción eréctil, entumecimiento u hormigueo de pies y piernas, además de la depresión. Ante la presencia de 2 o más síntomas, se recomienda acudir al médico para un control clínico y laboratorial.

2.4.7. Diabetes en Paraguay.

Las siguientes cifras corresponden a la encuesta realizada en el año 2011 por la Dirección de Enfermedades Crónicas No Trasmisibles del Ministerio de Salud Pública.

El 9.7% de la población general del Paraguay padece de Diabetes. Del total de la población, el 7.9% corresponde al sexo masculino y el 11% al femenino, respectivamente. El grupo etario predominante es entre los 45 y 75 años.

2.4.8. El impacto económico de la diabetes

La diabetes reduce las oportunidades de empleo de las personas que la padecen y los salarios en todo el mundo, según concluye un nuevo estudio de la Universidad de East Anglia, en Reino Unido, financiado por el Centro de Dieta y la Actividad Investigadora (CEDAR, por sus siglas en inglés). Los autores estudiaron el impacto económico de la diabetes tipo II en todo el mundo.

Estos científicos, que analizaron los datos de 109 estudios sobre el impacto económico de la diabetes, se sorprendieron al encontrar no sólo una carga de gran costo en los países de altos ingresos, sino también en los países de bajos y medianos ingresos, donde las personas con diabetes y sus familias se enfrentan a un alto costo del tratamiento.

Entre sus conclusiones, destaca que las personas con diabetes en Estados Unidos tienen gastos de salud más altos, con un costo de por vida estimada de alrededor de 283.000 dólares, superior que en otros países con niveles comparables de ingreso per cápita.

A nivel mundial, la diabetes golpea más a los pobres, con una carga mayor de coste para las personas en los países de ingresos bajos y medios. Así, dos tercios de todos los nuevos casos de diabetes se encuentran ahora en esos países, como China, India, México y Egipto.

Los hombres con diabetes tienen oportunidades de empleo peores a nivel mundial. El impacto para las mujeres parece ser menos adverso, a excepción de en Estados Unidos, donde sus posibilidades de empleo se redujeron casi a la mitad. Los costos asociados con la diabetes aumentan con el tiempo con la gravedad de la enfermedad.

El investigador principal, Hasta Seuring, de la Escuela de Medicina Norwich de la UEA, subraya: "La diabetes afecta a 382 millones de personas en el mundo, y se espera que ese número crezca a 592 millones para el año 2035. Se trata de una enfermedad crónica que se ha extendido ampliamente en las últimas décadas, no sólo en los países de ingresos, sino también en muchos países de bajos y medianos ingresos muy poblados como India y China. El aumento de la prevalencia de la diabetes en estos países ha sido impulsado por la rápida urbanización, el cambio de hábitos alimentarios y estilos de vida cada vez más sedentarios".

La revisión proporciona información detallada acerca de los costos directos de la enfermedad, como médico y visitas al hospital, medicamentos, gastos de laboratorio para las pruebas, y los costos de equipos, así como los costes indirectos, como la pérdida de ingresos debido a la jubilación anticipada y las horas de trabajo perdidas debido a la enfermedad.

"Las características de la carga económica varían de país a país, dependiendo del sistema de salud. En los países de altos ingresos la carga a menudo afecta a los presupuestos públicos o los seguros de salud públicos, mientras que, en los países más pobres, una gran parte de la carga recae sobre la persona con diabetes y sus familiares debido a la cobertura muy limitada de los seguros de salud".

"También encontramos que la carga económica de la diabetes aumenta con el tiempo. Así que las primeras inversiones en prevención y manejo de la enfermedad pueden ser particularmente valiosas. Para los países ricos y pobres, los resultados significan que una mejor prevención y tratamiento de la diabetes tienen el potencial no sólo de proporcionar buena salud, sino también beneficios económicos", plantea.

2.4.9. En Paraguay, 340 mil personas padecen diabetes

- El 70% de los pacientes es cubierto por el Ministerio de Salud.
- La cartera sanitaria dispone de 156 servicios para la atención de personas con esta enfermedad crónica.

En el país, la prevalencia de diabetes es de 13,7%. El 90% de las personas que padecen esta enfermedad cuentan con diabetes tipo 2, el 10% con diabetes tipo 1, en este último la mayoría de los afectados son niños.

El Ministerio de Salud Pública, a través de su Programa Nacional de Diabetes, absorbe el 70% de los pacientes a nivel país, es decir, unos 238 mil pacientes son atendidos en servicios de salud dependientes de la cartera sanitaria, a quienes se les brinda de manera periódica, control metabólico y medicamentos gratuitos, a fin de prevenir los efectos crónicos de la enfermedad, como ceguera, amputaciones de miembros (pies/manos), problemas cardiovasculares como infartos y derrames (accidentes cerebro vascular) entre otros .

Para el efecto, la cartera sanitaria dispone de 156 servicios con profesionales capacitados para la atención en diabetes.

2.4.10. Logros alcanzados en los últimos años

De acuerdo al informe proporcionado por la Dirección General de Vigilancia de la Salud, en los últimos diez años se observa un importante aumento en las consultas por causa de esta enfermedad crónica. En el 2005 el número de consultas llegaba a apenas 62.864, hoy en día esa cifra asciende 550.308.

2.4.11. Medicamentos

Entre el 2013 y el 2015 se observó un aumento en la cantidad de medicamentos entregados a los pacientes.

2.4.12. Medicación vía oral

- En el 2013 se distribuyeron 785.390
- En el 2014 se distribuyeron 1.780.880 (56% más)
- En el 2015 se distribuyeron 2.818.241 (72,1% más) Insulina
- En el 2013 se distribuyeron 64.603
- En el 2014 se distribuyeron 72.694 (11% más)
- En el 2015 se distribuyeron 105.000 (38% más) Inversión se duplicó.

En los últimos 31 meses se logró duplicar la inversión en la compra de insumos y medicamentos para pacientes diabéticos.

- En el 2013 se invirtió G. 5.237.455.360
- En el 2014 y 2015 la inversión llegó a G. 20.583.956.835

2.4.13. Complicaciones agudas de la diabetes mellitus

- **Hipoglucemia**

Constituye la complicación más frecuentemente asociada al tratamiento farmacológico de la diabetes mellitus. Cualquier persona en tratamiento con antidiabéticos orales o insulina puede sufrirla, aunque ocurre con mayor frecuencia en pacientes que siguen tratamiento intensivo con insulina, presentan una larga evolución de la diabetes mellitus y/o padecen neuropatía autónoma.

La definición de hipoglucemia es bioquímica y puede definirse como una concentración de glucosa en sangre venosa inferior a 60 mg/dl o capilar inferior a 50 mg/dl.

Esta definición puede ser precisa, pero no resulta muy útil, ya que muchos episodios de glucemia inferior a esta cifra no son detectados, en especial durante el sueño, y algunos pacientes pueden presentar un deterioro neurológico con una concentración ligeramente superior a la indicada, mientras otros presentan síntomas de alarma de hipoglucemia con cifras superiores a 60 mg/dl o cuando la glucemia se reduce rápidamente y pasa de concentraciones muy altas a cifras normales.

Más útil es la definición clínica de la misma dependiente de la gravedad de los síntomas y signos clínicos, dividiendo de esta manera la hipoglucemia en:

- Hipoglucemia leve. El paciente percibe síntomas relacionados con la activación de los mecanismos adrenérgicos (ansiedad, inquietud, taquicardia, palpitaciones, temblores) o colinérgicos (sudación) o con los efectos de la hipoglucemia en el sistema nervioso (menor capacidad de concentración, mareo, hambre, visión borrosa), pero sin que se produzca un deterioro suficiente para interferir las actividades normales.
- Hipoglucemia moderada. El estado neurológico del paciente presenta un deterioro evidente de la función motora, confusión o una conducta inadecuada pero el paciente continúa teniendo el grado de alerta suficiente para aplicar un auto tratamiento.
- Hipoglucemia grave. Es un episodio de hipoglucemia que da lugar a un coma, a crisis convulsivas o a un deterioro neurológico lo suficientemente importante como para que el paciente no sea capaz de aplicar un auto tratamiento o necesite ser atendido por otra persona.

Las causas más frecuentes de hipoglucemia son el exceso de insulina o hipoglucemiantes orales, el retraso o disminución del consumo o la absorción de alimentos, el ejercicio intenso o prolongado y el consumo de alcohol.

La hipoglucemia nocturna se da durante la madrugada (01.00-03.00). Se produce por una disminución de las necesidades de insulina para normalizar las concentraciones de glucosa en sangre durante el período previo al alba. Ésta puede pasar inadvertida y se sospechará si el paciente sufre pesadillas, inquietud, sudación nocturna y cefalea matinal. Para confirmarla se realizarán glucemias capilares sobre las 3 de la madrugada.

- **Hiperglucemia**

En la diabetes mellitus, la hiperglucemia que causa complicaciones metabólicas agudas es resultante del déficit absoluto o relativo de insulina. Este déficit puede desembocar en que los pacientes diabéticos presenten un cuadro de cetoacidosis diabética o un síndrome hiperglucémico hiperosmolar, aunque hasta un tercio de los pacientes presentan una mezcla de las dos situaciones.

- **Cetoacidosis diabética**

Es la complicación metabólica aguda propia de la diabetes mellitus tipo 1, aunque también la podemos encontrar en la diabetes tipo 2 en situaciones de estrés. Se produce como consecuencia de un déficit relativo o absoluto de insulina que cursa con hiperglucemia generalmente superior a300 mg/dl, cetonemia con cuerpos cetónicos totales en suero superior a 3 mmol/l, acidosis con pH inferior a 7, 3o bicarbonato sérico inferior a 15 meq/l8.

La cetoacidosis diabética se produce en un 2-5% de los pacientes con diabetes mellitus tipo 1 al año. La muerte, debida a la falta de diagnóstico o al retraso de éste, a las complicaciones asociadas al tratamiento o a trastornos asociados desencadenantes (sepsis, etc.) continúa produciéndose en un 1-10% de los pacientes que la presentan.

- **Acidosis láctica**

Es una complicación metabólica poco frecuente en la diabetes mellitus, no tratándose realmente de una descompensación hiperglucémico, aunque sí de una descompensación aguda. Cuando este cuadro se asocia con diabetes, suele ser debido generalmente a una reducción del aporte de oxígeno y/o una hipoxia hística relacionada con una contracción de volumen grave, una disfunción miocárdica, una infección o al uso de biguanudas.

2.4.14. Complicaciones crónicas de la diabetes mellitus

Los pacientes con diabetes mellitus desarrollan complicaciones a largo plazo, no siendo la intensidad y duración de la hiperglucemia los únicos factores determinantes para la aparición de dichas complicaciones, en cuyo desarrollo intervienen también otros factores de riesgo, como son la hipertensión arterial, dislipemia y tabaquismo, fundamentalmente.

Las complicaciones crónicas de la diabetes se clasifican en:

- Macro vascular (equivalente a arteriosclerosis), que son las que afectan a las arterias en general produciendo enfermedad cardíaca coronaria, cerebro vascular y vascular periférico.
- Microvascular, que incluiría la retinopatía, nefropatía y neuropatía.
- El pie diabético, que aparecería como consecuencia de la neuropatía y/o de la afección vascular de origen macroangiopático.

Las repercusiones de las complicaciones macro vasculares comportan un incremento de 3 a 4 veces en la morbimortalidad cardiovascular, constituyendo la principal causa de muerte en los diabéticos. Por otra parte, las repercusiones de las complicaciones microvasculares y del pie diabético afectan notablemente a la calidad de vida de estos pacientes a la vez que comportan un elevado coste para el sistema sanitario.

- **Complicaciones microvasculares**

Existe una relación continua entre el control de la glucemia y la incidencia y progresión de las complicaciones microvascular. La hipertensión y el tabaquismo tienen también un efecto adverso en las complicaciones microvascular.

En el estudio DCCT se encontró una reducción en los puntos finales de las complicaciones microvasculares del 34-76% en los pacientes con diabetes tipo 1 tratados con terapia intensiva frente al grupo con tratamiento convencional (con el tratamiento intensivo se lograba una reducción de la hemoglobina glicosilada [HbA1c] del 9,1 al7,2%). Resultados similares se obtuvieron en el UKPDS en pacientes con diabetes tipo 2, en los que un descenso de la HbA1c del 0,9% en los sujetos con tratamiento intensivo frente al grupo con tratamiento convencional (7,0%frente a 7,9%) provocaba una reducción del 25% en el conjunto de las complicaciones microvascular. Se estima que por cada punto de reducción de la concentración deHbA1c se produce un 35% de reducción en las enfermedades microvasculares18. Así, el estudio UKPDS encuentra en diabéticos tipo 2 una disminución del 37% de las complicaciones microvasculares con una reducción del 1% sobre la cifra de HbA1c anteriormente presente.

- **Retinopatía diabética**

La retinopatía es la afección de la microvascularización retiniana. La retina es la estructura ocular más afectada por la diabetes, pero la enfermedad puede afectar a cualquier parte del aparato visual, provocando la oftalmopatía diabética en la que, aparte de la retina se puede afectar el cristalino (cataratas: 1,6 veces más frecuentes en la población diabética, con aparición en edad más temprana y progresión más rápida), la cámara anterior (glaucoma de ángulo abierto: 1,4 veces más frecuente en los diabéticos), la córnea, el iris, el nervio óptico y los nervios oculomotores.

La retinopatía diabética (RD) es la segunda causa de ceguera en el mundo occidental y la más común en las personas de edad comprendidas entre 30 y 69 años. Igualmente, es la complicación crónica más frecuente que presentan los diabéticos estando su prevalencia relacionada con la duración de la diabetes. Así, después de 20 años, la presentan en algún grado casi todos los pacientes con diabetes tipo 1 y más del 60% de pacientes con diabetes tipo 2.

Los diabéticos tipo 2 presentan lesiones de RD en el momento del diagnóstico hasta en un 20% de los casos.

Los factores que predicen el empeoramiento de la evolución de la retinopatía son la duración de la diabetes, valores altos de hemoglobina glicosilada, gravedad de la misma, elevación de la presión arterial, cifras elevadas de lípidos y, en diabéticas tipo 1, embarazo.

- **Lesiones de la retinopatía diabética**

La retinopatía diabética evoluciona en tres fases correlativas:

- Retinopatía de origen o no proliferativa. Se caracteriza por la aparición de micro aneurismas, hemorragias, exudados duros. En esta fase como en todas puede aparecer también edema macular.
- Retinopatía pre proliferativa. Caracterizada por exudados algodonosos, anormalidades venosas (duplicaciones, tortuosidades), anormalidades arteriales (oclusiones, estrechamientos) y capilares (dilataciones y tortuosidades).
- Retinopatía proliferativa. Es la forma más grave de retinopatía. Se caracteriza por neo formación de nuevos vasos en retina y humor vítreo, hemorragias vítreas o pre retinianas con proliferación de tejido fibroso y, secundariamente, desprendimiento de retina.

El edema macular diabético puede darse en cualquier fase de la retinopatía y es la principal causa de pérdida de la visión producida por la diabetes. Se caracteriza por una colección de líquido o un engrosamiento de la mácula, un exudado duro en el área macular, una falta de perfusión de la retina en las arcadas vasculares temporales o cualquier combinación de las lesiones citadas.

- **Nefropatía diabética**

La nefropatía diabética es la causa principal de insuficiencia renal en el mundo occidental y una de las complicaciones más importantes de la diabetes de larga evolución.

Alrededor del 20-30% de los pacientes diabéticos presentan evidencias de nefropatía aumentando la incidencia sobre todo a expensas de los diabéticos tipo 2, mientras que en los tipos 1 dicha incidencia tiende a estabilizarse o incluso a descender.

En algunos países, como en los EE. UU., más del 35% de los pacientes en diálisis son diabéticos.

La nefropatía diabética constituye un síndrome clínico diferenciado caracterizado por albuminuria superior a 300mg/24 h, hipertensión e insuficiencia renal progresiva. Los estados más graves de retinopatía diabética requieren diálisis o trasplante renal.

- **Lesiones de la nefropatía diabética**

El deterioro de la función renal en los sujetos con diabetes mellitus es un proceso progresivo en el tiempo, habitualmente descrito como un camino descendente desde la normo albuminuria hasta la insuficiencia renal terminal, atravesando estadios intermedios caracterizados por microalbuminuria y proteinuria clínica. Este proceso puede ser interrumpido o incluso remitir (tratamiento precoz) o terminar en cualquier momento de su evolución debido al fallecimiento del paciente, generalmente por causas de origen cardiovascular.

Este proceso se manifiesta clínicamente en diversos estadios:

- Estadio 1. Hipertrofia renal e hiperfiltración. Esta fase se caracteriza por aumento rápido del tamaño renal, elevación del filtrado glomerular y aumento del flujo plasmático y de la presión hidráulica glomerular.
- Estadio 2. Lesión renal sin signos clínicos. Se desarrolla en los 2 o 3 años siguientes al diagnóstico de la diabetes mellitus, la membrana basal glomerular aumenta su espesor y puede aparecer en algún caso microalbuminuria con el ejercicio.
- Estadio 3. Nefropatía diabética incipiente. Viene definida por la aparición de microalbuminuria (30-300 mg/24 h o20-200 mg/min) en ausencia de infección urinaria. Suele asociarse en esta fase un incremento de la presión arterial y descenso de la filtración glomerular.
- Estadio 4. Nefropatía diabética establecida. Suele comenzar a los 10 o 15 años después del diagnóstico de la diabetes. En ella están presentes cifras de albúmina mayores de 300 mg/día que se asocian a un progresivo descenso del filtrado

glomerular y a una presencia de hipertensión arterial (75% de los pacientes) que, a su vez, agrava la progresión del daño renal.

- Estadio 5. Insuficiencia renal terminal. Puede empezar entre los 10 y 20 años del diagnóstico de la diabetes y tras7-10 años de proteinuria persistente. Se define por valores de creatinina plasmática superiores a 2 mg/dl, hipertensión arterial, retinopatía y, muy frecuentemente, afección cardiovascular.

- **Neuropatía diabética**

La neuropatía diabética es la gran desconocida, la gran olvidada de las complicaciones crónicas de la diabetes, y ello a pesar de su alta prevalencia y de sus importantes implicaciones en la morbilidad del paciente diabético. La neuropatía está presente en el 40-50% de los diabéticos después de 10 años del comienzo de la enfermedad, tanto en los tipos 1 como en los tipos 2, aunque menos del 50% de estos pacientes presentan síntomas. Su prevalencia aumenta con el tiempo de evolución de la enfermedad y con la edad del paciente, relacionándose su extensión y gravedad con el grado y duración de la hiperglucemia.

- Formas clínicas

No existe una clasificación unánimemente aceptada de neuropatía diabética según la presencia de síntomas y/o signos de disfunción nerviosa en personas con diabetes; no obstante, y basándonos en la forma de presentación clínica y a pesar de la

existencia de cuadros mixtos y de que diversas formas pueden estar presentes en un mismo paciente, dividiremos la neuropatía diabética en dos grandes grupos:

Neuropatía somática. Que podría dividirse, a su vez, en 2 subgrupos:

- Neuropatía simétrica o polineuropatía. Ésta incluiría:
- Polineuropatía sensitivo-motora simétrica distal, que es la forma de presentación más frecuente en el paciente diabético. De comienzo insidioso, afecta fundamentalmente a extremidades inferiores, provocando síntomas sensoriales como hormigueos, hiperestesia, quemazón y dolor, o bien motores, como espasmos, fasciculaciones y calambres, u otros, como acorchamiento e insensibilidad térmica o dolorosa.

- Neuropatía aguda dolorosa, que suele ser de inicio agudo, aparece más frecuentemente en varones y afecta simétricamente a las porciones distales de las extremidades inferiores, sobre todo las plantas, caracterizándose por dolor agudo, quemante y acompañado de hiperestesias cutáneas.
- Neuropatía motora proximal simétrica. Suele presentarse en mayores de 50 años caracterizándose por dolor seguido de debilidad muscular y amiotrofia de comienzo insidioso y carácter progresivo que afecta, sobre todo, a caderas y ambos muslos.
- Neuropatías focales y multifocales. Suelen presentarse en mayores de 50 años con diabetes de larga evolución, caracterizándose por dolor de comienzo agudo o sub-agudo acompañado de otros síntomas en el territorio del nervio afectado. Se dividen en:
- Mono neuropatías. Afectan a un solo nervio. La forma más frecuente es la afección del III par craneal que cursa con dolor peri orbitario, paresia muscular y diplopía con conservación de la movilidad pupilar. También puede afectarse más raramente el VI, IV o VII pares craneales o algunos nervios de extremidades como perineal, mediano cubital, etc.
- Neuropatía proximal asimétrica. Es de presentación poco frecuente y suele afectar a pacientes con diabetes mal controlada por períodos prolongados y, en general, mayores de 60 años. Su inicio es agudo o subagudo cursando con dolor intenso en la cara anterior del muslo y, en ocasiones, también en región lumbar, glúteo o periné seguido a las pocas semanas de debilidad muscular y amiotrofia.

- **Neuropatía autonómica.**

La diabetes mellitus es la causa más frecuente de neuropatía autonómica, afectando al 20-40% de los diabéticos, aunque sólo en el 5% de los casos presentan síntomas. Dada la ubicuidad del sistema nervioso autónomo hace que las posibles manifestaciones clínicas de disfunción abarquen varios órganos y sistemas, siendo más frecuentes las gastrointestinales, las genitourinarias, las cardiovasculares y las sudorales.

- Sistema gastrointestinal. Se pueden presentar gastroparesia con enlentecimiento del vaciado gástrico, manifestándose con sensación de plenitud, náuseas y vómitos con presencia de alimentos no digeridos, anorexia y dolor epigástrico. Puede provocar inestabilidad en el control glucémico con hipoglucemias posprandiales debidas al retraso de la absorción de hidratos de carbono. Igualmente, se pueden presentar alteraciones en la movilidad colónica dando estreñimiento o diarrea líquida, indolora y explosiva, que empeora durante la noche y con las comidas.

- Sistema genitourinario. Se producen alteraciones vesicales con pérdida de la sensación de llenado y disminución de la acción del músculo depresor dando lugar a aumento del intervalo de tiempo entre micciones, que a la larga puede producir incontinencia o más frecuentemente retención urinaria.

Igualmente, los diabéticos presentan disfunción eréctil, siendo la neuropatía un factor contribuyente en el 38% de los casos, y el único factor conocido en el 27% de los mismos. La disfunción eréctil suele tener un inicio gradual y progresa con la edad. Los síntomas iniciales consisten en una reducción de la rigidez peneana y una disminución de la frecuencia de las erecciones, tras la cual se produce la abolición completa de éstas. En la disfunción eréctil de los diabéticos pueden influir, además, también causas vasculares (arteriosclerosis acelerada, fugas venosas crecientes con el avance de la edad), ligadas a la medicación, hormonales y psicológicas.

- Sistema cardiovascular. La neuropatía autónoma cardiovascular se asocia a un aumento de muerte súbita, arritmias cardíacas e isquemia miocárdica. Las afectaciones que pueden producirse son: inestabilidad vasomotora, denervación cardíaca, mala adaptación al ejercicio e hipotensión ortostática, producida por afección de baro receptores aórticos y carotídeos y con mal pronóstico, ya que la mayoría de los pacientes que la presentan fallecerán a los 3-5 años.
- Sistema sudo motor. La manifestación más frecuente es la anhidrosis en las extremidades inferiores, sobre todo en los pies, con hiperhidrosis en la mitad superior del cuerpo. También se produce sudación facial gustatoria (aparición de sudación profusa en cara, cuello y hombros tras empezar a comer) en relación con la ingesta de determinados alimentos.
- Sistema endocrino. Pueden existir hipoglucemias inadvertidas por fallo de la respuesta simpática a la hipoglucemia. Puede provocar graves episodios neuroglucopénicos.

2.4.15. Complicaciones macro vasculares

La macroangiopatía es la afectación arteriosclerótica de los vasos de mediano y gran calibre. Esta afectación es histológica y bioquímicamente similar a la aterosclerosis de los individuos no diabéticos, salvo porque en los diabéticos tiene un inicio más precoz, una gravedad y extensión mayores (los enfermos coronarios diabéticos tienen enfermedad de tres vasos en torno al 45% frente al 25% en los no diabéticos), con peor pronóstico y afectando por igual a los dos sexos (el hecho de ser diabético anula el efecto protector que representa el sexo femenino).

Las enfermedades cardiovasculares suponen la principal causa de morbilidad y mortalidad entre las personas con diabetes mellitus. Así, en estos pacientes el riesgo de padecer enfermedad cerebrovascular o coronaria o de fallecer por su causa es de 2 a 3 veces superior al de la población general, y el riesgo de presentar enfermedad vascular periférica es 5 veces mayor. Aproximadamente, el 70-80% de las personas con diabetes fallecen a consecuencia de enfermedades cardiovasculares.

El exceso de riesgo cardiovascular que se observa en los diabéticos aumenta considerablemente cuando concurren otros factores de riesgo, sobre todo tabaquismo, hipertensión arterial o dislipemia. Estos dos últimos factores están presentes, además, con mayor frecuencia entre los diabéticos, al igual que otras alteraciones que favorecen las enfermedades cardiovasculares, como son obesidad, hiperinsulinemia, anormalidades de la función plaquetaria y de la coagulación sanguínea.

Igualmente, los sujetos que presentan tolerancia alterada a la glucosa tienen mayor riesgo de padecer enfermedades cardiovasculares y de fallecer por enfermedad coronaria.

La presencia de microalbuminuria o proteinuria en un paciente diabético es un importante factor de predicción de padecer enfermedad cardiovascular y de mortalidad total.

2.4.16. Cardiopatía isquémica

La diabetes mellitus se asocia a un riesgo 2 a 5 veces superior de padecer cardiopatía isquémica, que puede estar presente ya en el momento de diagnóstico de la enfermedad. La mortalidad por enfermedad coronaria en los individuos diabéticos duplica a la de la población general, y las mujeres diabéticas probablemente cuadruplican este riesgo con relación a las mujeres no diabéticas.

- Formas clínicas

Las formas de presentación clínica de la enfermedad coronaria en pacientes diabéticos son similares a las de los no diabéticos, es decir, la angina, el infarto agudo de miocardio, la insuficiencia cardíaca y la muerte súbita, aunque puede haber en éstos algunas peculiaridades:

- Ángor e infarto agudo de miocardio (IAM). Pueden cursar con síntomas clásicos, aunque es frecuente que cursen de forma relativamente indolora predominando entonces otros síntomas como sudación, astenia, náuseas, vómitos, disnea o síncope. El IAM tiene una incidencia3 veces superior en los diabéticos que en la población general y con un mayor riesgo de shock cardiogénico e insuficiencia cardíaca postinfarto.
- Cardiopatía isquémica silente. No existe clínica y se detecta por medio de pruebas como el ECG, Holter o prueba de esfuerzo. Esta alteración es más frecuente que en la población general, por lo que requiere realización anual de ECG.
- Insuficiencia cardíaca. Los diabéticos tienen un mayor riesgo de presentar insuficiencia cardíaca, 5 veces superior a los no diabéticos, riesgo que es aún mayor para las mujeres diabéticas.

2.4.17. Arteriopatía periférica

Su prevalencia es 4 veces superior en el varón diabético y hasta 8 veces mayor en la mujer diabética. La lesión radica en los miembros inferiores (excepcionalmente en los superiores), sobre todo en el territorio infra patelar o distales arterias tibioperoneas y pedias.

- Formas clínicas
- Claudicación intermitente. Es la imposibilidad de caminar una determinada distancia a causa de un dolor o dolorimiento en los músculos de las piernas. Se considera grave cuando aparece después de andar una distancia inferior a 150 m en un terreno llano y a paso normal.
- Dolor en reposo. A medida que se agrava la enfermedad vascular periférica aparece dolor en reposo que, generalmente, se describe como un dolorimiento profundo de los músculos del pie, que está presente en reposo o por la noche. Es frecuente que coexista con la arteriopatía la neuropatía. Si predomina el componente isquémico, el pie estará frío, pálido y aumentará el dolor con la elevación del mismo; si predomina el neurológico, el pie está caliente, insensible y a veces con subedema.
- Gangrena seca. Si la enfermedad continúa progresando puede producirse ulceración y/o gangrena que suele comenzar a partir del primer dedo del pie. El componente

infeccioso está ausente, aunque es necesario buscar con minuciosidad lesiones vecinas que puedan sobre infectar el área necrótica.

2.4.18. Enfermedad cerebrovascular

Las complicaciones cerebrovasculares son 2 veces más frecuentes en los diabéticos que en los no diabéticos.

La suma de los distintos factores de riesgo, como la hipertensión, la dislipemia y cardiopatía aumentan la frecuencia de las complicaciones cerebrovasculares en el diabético, aunque de todos ellos el más importante, sin duda, es la hipertensión. En los diabéticos hipertensos la mortalidad por ictus llega, en algunas series, al 50% de los casos.

- Formas clínicas

Las manifestaciones clínicas son las mismas que se observan en los pacientes no diabéticos, pudiendo presentar ictus isquémico, infartos lacunares y amaurosis fugax.

- Formas mixtas.
- Pie diabético

Alteración clínica, de base etiopatogenia neuropática, e inducida por la hiperglucemia mantenida y otros desencadenantes traumáticos, que provocan un daño en los vasos y nervios que pueden producir complicaciones a medio-largo plazo.

Pequeños traumatismos provocan la lesión tisular y la aparición de úlceras. La presencia de una neuropatía periférica, una insuficiencia vascular y una alteración de la respuesta a la infección hace que el paciente diabético presente una vulnerabilidad excepcional a los problemas de los pies.

La diabetes mellitus constituye una de las principales causas de amputación no traumática de los pies. La prevalencia de amputaciones entre los diabéticos es del 2% y la incidencia de úlceras del 6%.

El riesgo de desarrollo de úlceras aumenta en los pacientes con una evolución de la diabetes superior a 10 años, de sexo masculino, con un escaso control metabólico y que presentan complicaciones cardiovasculares, oculares o renales.

- Clasificación de las lesiones

Determinar el grado de lesión es importante para poder establecer la terapéutica adecuada. Según Wagner, la afectación del pie puede clasificarse en seis estadios:

- Grado 0. No hay lesión, pero se trata de un pie de riesgo (callos, fisuras, hiperqueratosis).
- Grado 1. Úlcera superficial. Suelen aparecer en la superficie plantar, en la cabeza de los metatarsianos o en los espacios interdigitales.
- Grado 2. Úlcera profunda que penetra en el tejido celular subcutáneo, afectando tendones y ligamentos, pero no hay absceso o afección ósea.
- Grado 3. Úlcera profunda acompañada de celulitis, absceso u osteítis.
- Grado 4. Gangrena localizada, generalmente en talón, dedos o zonas distales del pie.
- Grado 5. Gangrena extensa.

2.4.19. Otras complicaciones

- **Piel**

•Pioderma gangrenoso: El pioderma gangrenoso es un trastorno poco frecuente que provoca la aparición de llagas grandes y dolorosas (úlceras) en la piel, en especial en las piernas.

•Necrobiosis lipoidica diabeticorum: Son parches de la que se vuelve delgada y amarronada.

•Candidiasis cutánea: Es una infección por el hongo Candida albicans que aparece en las zonas húmedas, cálidas y pliegues en la piel, sus síntomas son erupciones cutáneas que crecen.

•Vitiligo: Son manchas des pigmentadas en la piel

•Queiroartropatría: Es el engrosamiento de la piel de la mano, y está limita el movimiento de ella.

Aunque no se puede hablar de verdaderas complicaciones crónicas, sí es cierto que hay un gran número de alteraciones cutáneas que se asocian en mayor o menor grado con la presencia de diabetes mellitus.

En la fisiopatología de las manifestaciones cutáneas de las diabetes se han implicado anomalías vasculares, tanto macro como microvasculares, mayor predisposición a las infecciones, alteraciones neuropáticas, exceso de metabolitos circulantes, etc.

Entre las lesiones dérmicas más destacadas que se asocian con la diabetes están: dermopatía diabética, necrobiosislipoídica, bullosisdiabeticorum, granuloma anular, xantomas eruptivos, lipoatrofia y lipohipertrofia, y la presencia más frecuente de alteraciones en el grosor de la piel y de infecciones cutáneas.

- **Boca**

•Xerostomía: Es la sequedad bucal causada por la diabetes en el cual se produce poca saliva.

•Caries: Son zonas dañadas en la superficie de los dientes, que produce pequeñas aberturas de color negro o blanco.

•Halitosis: Es el mal aliento producido por las caries o restos de alimentos.

•Gingivitis: Es producida por el sarro, causa irritación, enrojecimiento e inflamación en las encías.

•Periodontitis: Es una infección grave generada por la gingivitis. Destruye el tejido blando y el hueso que sostiene los dietes.

•Candidiasis oral: Es causada por el hongo Candida albicans, sus signos son; parches blancos o rojos dolorosos dentro de la boca.

De igual manera en el paciente diabético se presentan complicaciones en la cavidad bucal que, aunque no son específicas o patognomónicas, sí son más frecuentes y de peor evolución. Entre éstas destacaríamos: caries dental, candidiasis oral, mucomircosis, glositis romboidal media, Xerostomía, síndrome de ardor bucal, agrandamiento de las glándulas salivales, alteraciones del gusto, etc.

2.4.20 Programas para ayudar a las personas con bajos recursos económicos que sufren de diabetes.

- Programa Nacional de Diabetes
- Misión

Mejorar la Salud y Calidad de Vida de las personas susceptibles y con Diabetes Mellitus del Paraguay.

- Visión

El programa Nacional de Diabetes pretende promover un estilo de vida saludable para la prevención de la Diabetes en la población general y en las personas susceptibles y lograr un manejo integral de las personas con diabetes a través de la capacitación del personal de salud, el empoderamiento de los pacientes por medio de la educación, facilitando la provisión de medicamentos e insumos necesarios para el tratamiento.

- Teléfono y correo electrónico institucional Tel. Fax.: 595 21 204750
- Email: diabetes@mspbs.gov.py
- Dirección

Avenida Brasil esq. Manuel Domínguez

- Horario de atención 07:00 AM a 15:00 PM
- Directora

Dra. María del Rocio Aparicio

- Año de Creación

El Programa Nacional de Diabetes fue creado en el año 1994 y declarado de interés institucional por Resolución S. G. N° 365, firmada por el entonces ministro de Salud Prof. Dr. Andrés Vidovich Morales

- Base Legal

RESOLUCIÓN S.G. Nº 235, de fecha 3 de mayo de 1994, Por la cual se reorganiza el Departamento de Enfermedades No Transmisibles creando un Equipo Técnico de los diferentes Programas. El ministro de Salud, resuelve: Integrar un equipo técnico con el objetivo de elaborar Programas Nacionales basados en la prevención, promoción y educación en salud, en áreas afines, por lo cual se crea el Programa Nacional de Diabetes.

RESOLUCIÓN S.G. Nº 365, de fecha 25 de agosto de 1995, Por la cual se declara de interés institucional el Programa Nacional de Diabetes. El ministro de Salud, resuelve:

- Declarar de interés institucional el Programa Nacional de Diabetes dependiente de la Dirección de Enfermedades No Transmisibles.

RESOLUCIÓN S.G. Nº 432, de fecha 29 de agosto de 2001, Por la cual se aprueba el Proyecto denominado Niveles de Atención de Diabetes (NAD) y los factores de riesgo asociados; y se dispone su implementación y aplicación en todas las Regiones Sanitarias del país, en el marco del Programa Nacional de Diabetes, dependiente del Ministerio de Salud Pública y Bienestar Social.

LEY No. 2035 de Diabetes, Que establece el marco legal del Programa Nacional de Diabetes, para ejercer todas las acciones a ser desarrolladas en el área de la Diabetes, incluyendo la promoción de estilos de vida saludables, la asistencia sanitaria, la investigación clínica, epidemiológica y tecnológica, como así también se establece el origen de los recursos financieros necesarios para llevar a cabo las acciones indicadas en la misma.

- Estrategias

Se realizan a través de:

- Coordinación central
- Generar conciencia pública sobre la Diabetes Mellitus
- Capacitación a proveedores de la Salud
- Elaboración de Normas y pautas sobre diabetes
- Elaboración y distribución de materiales educativos
- Formar Niveles de Atención Integral a nivel nacional
- Promover investigaciones y estudios en diabetes
- Promover la formación de: Comunidades promotoras de Calidad de vida y salud, Centros educativos promotores de calidad de vida y salud y Ambientes de trabajo saludable.
- Vigilar el cumplimiento de la legislación en relación con los derechos de las personas con diabetes y su tratamiento.

- Promover fuentes de financiamiento para el desarrollo y seguimiento del Programa, elaboración y ejecución del presupuesto.

Niveles de Atención de Diabetes:

- Generar conciencia pública sobre la Diabetes Mellitus
- Generar conciencia pública sobre la Diabetes Mellitus
- Lograr una educación adecuada de las personas con diabetes y de su grupo familiar
- Garantizar el tratamiento básico y seguimiento de las personas con
- Formar Grupos de Apoyo a personas con Diabetes.
- Contribuir a la formación de Comunidades Promotoras de calidad de vida y salud

Líneas de acción: Área de Prevención Primaria:

- Jornadas de Detección de personas con factores de riesgo y pacientes no diagnosticados.
- Control de Calidad de Atención en Diabetes.
- Integrar el Comité Intersectorial de Prevención de Enfermedades Crónicas.
- Líneas de acción: Área de Promoción.
- Cursos de Estilo de Vida Saludable
- Capacitación en estilo de vida saludable a líderes comunitarios
- Educación para personas con diabetes
- Proyecto Paso a Paso en la Educación y Control de la Diabetes (PPECD) desarrollado como estrategia de la Atención Primaria y conversión del proyecto en educación y control de enfermedades crónicas
- Capacitación a Profesionales médicos
- Curso Técnico para Educadores en
- Distribución de materiales educativos: se realiza en forma permanente durante todo el año, para personas con diabetes y familiares, estudiantes secundarios y universitarios, profesionales de la salud como educadores sanitarios, personal de enfermería y médicos.

Líneas de acción: Área de Recuperación – Prevención Secundaria

- Asistencia Integral a personas con Diabetes
- Implementación del Modelo de Cuidados Crónicos en 112 USF (unidades de salud de la familia) en las Regiones sanitaras de Ñeembucú, Itapuá y Caaguazú.
- Consultorio de Diabetes: realizado a nivel central por diabetólogos y en los Niveles de Atención de Diabetes por diabetólogos y médicos clínicos capacitados en diabetes, a fin de buscar la prevención secundaria con la prevención de las complicaciones crónicas de la diabetes.
- Consultorio de Factores de Riesgo con el objeto de lograr la prevención primaria de la Diabetes.
- Consultorio de Obesidad, a fin de tratar uno de los principales factores para el inicio de la diabetes, incluyendo educación personalizada y seguimiento para lograr el descenso de peso.
- Control metabólico a través de la Hemoglobina Glicada, con el aparato portátil, en forma gratuita.
- Entrega de medicamentos e insumos para el tratamiento de la Diabetes: se realiza a nivel central y en los Niveles de Atención de Diabetes.

Líneas de acción: Área Administrativa – Social:

- Procesos de Adquisiciones en conjunto con la Dirección General de Insumos Estratégicos
- Perceptora, venta de libros de alimentación saludable

2.4.21. Pondrán en marcha el registro nacional de personas con Diabetes

Esta herramienta permitirá contar con datos sistematizados y unificados para planificar la atención y provisión de medicamentos a todas las personas con Diabetes y el impacto en la prevención de las complicaciones. Los trabajos iniciarán desde la próxima semana con pacientes con Diabetes tipo I.

La cartera sanitaria llevará adelante el Registro Nacional de Personas con Diabetes a través del Sistema Informático en Salud (HIS, por sus siglas en inglés) que permitirá nominalizar y georreferenciar a todos los pacientes con Diabetes del país.

Los trabajos arrancarán desde la próxima semana con el registro de personas con Diabetes tipo I, que se desarrollará en simultáneo en todos los departamentos. En este grupo se encuentra una variedad de franjas etarias, desde 6 meses hasta la edad adulta.

La directora del Programa Nacional de Diabetes, Dra. Doris Royg, explicó que contar con el registro de la cantidad exacta de personas con Diabetes en cada establecimiento del país, permitirá lograr una mejor planificación para la compra y distribución de insumos y medicamentos, de esta manera garantizar la asistencia y el tratamiento a este grupo prioritario.

Posteriormente se trabajará con el grupo de personas con Diabetes tipo II, a través de un Call Center y un auto registró en el sistema HIS, labor que se extenderá todo el 2021. Según explicó la Dra. Royg, esta modalidad posibilitará a los establecimientos de salud que aún no cuentan con esta plataforma web, poder cargar los datos y vincularse con el SICIAP, con VACUNATE y todos los demás sistemas de Salud Pública.

"Por primera vez estos datos estarán en un sistema informático y se podrá enlazar con todos los sistemas de salud", destacó La directora del Programa Nacional de Diabetes. La meta es llegar al 14 de noviembre, día mundial de la Diabetes, con el Registro Nacional de Personas con Diabetes.

La titular del Programa informó, además, que este 2021 se cumplirá 100 años de la insulina, hecho que significó un cambio radical para la Diabetes y que cambió la vida de personas diagnosticadas con esta enfermedad metabólica.

La Dra. Doris Royg considera que el modelo de gestión que se está instalando en el Programa Nacional de Diabetes puede constituirse en el puntapié inicial para la reforma del sistema de salud.

- Cifras nacionales

Paraguay registra más de 700.000 personas con diabetes. El mayor número de individuos afectados con esta enfermedad crónica se concentra en la franja de 18 a 75 años. El 95%

de los diagnosticados presenta diabetes tipo 2, mientras que un 5% diabetes tipo 1 y otros tipos.

El Ministerio de Salud Pública, a través del Programa Nacional de Diabetes, asiste a unas 120.000 personas con diabetes a través de consultas, tratamiento y entrega de medicamentos.

Si bien la Diabetes no tiene cura, se puede controlar e incluso prevenir con la adopción de hábitos saludables, en las que se incluya el consumo diario de frutas y verduras, evitar las frituras, actividad física regular y el control de la glucemia (nivel de azúcar en sangre).

2.4.22. FUPADI: UN ESPACIO DE ORIENTACIÓN Y APOYO A PERSONAS CON DIABETES

La Fundación Paraguaya de Diabetes (FUPADI) está enfocada al tratamiento, seguimiento, orientación y educación de las personas con diabetes y a sus familiares. Además, trabaja en la prevención de esta enfermedad y los factores de riesgo. El Doctor Víctor Arias, coordinador médico y miembro de la Comisión Directiva de FUPADI, nos comenta más sobre la diabetes y como detectar la misma.

- Doctor Víctor Arias

Trabajamos con familias de personas con diabetes tipo 1 principalmente; iniciando por el proceso de aceptación de la enfermedad -teniendo en cuenta que el tipo 1 inicia en la edad pediátrica, con un debut un poco agresivo para la salud que se llama cetoacidosis diabética- y luego pasamos a orientar a la familia del paciente, ya que deberá aprender varias estrategias para saber administrar insulina a su hijo o hija menor.

Desde ese momento, las familias pasan a tener un rol de médico en la casa, porque la diabetes no se trata en el hospital, ni en internación, ni en consulta, se trata en el hogar. Hoy, gracias al Programa Nacional de Diabetes, al Instituto de Previsión Social y la Ley de diabetes, tenemos acceso a insumos para el tratamiento de diabetes.

- Para tener en cuenta

Cuando la diabetes se manifiesta muy activamente, existen síntomas que son muy llamativos, como la pérdida de peso; además de la polifagia (apetito aumentado con mayor ingesta de comida); o cuando en la madrugada se tienen que despertar más de dos veces, para ir al baño y, en consecuencia, eso genera una sed muy difícil de saciar por la hipoglucemia.

Hay otros síntomas que pueden llamar la atención, como el sobrepeso, la mala alimentación y la falta de actividad física, que son características principales que desarrollan las diabetes Tipo 2. Esta circunstancia se puede diagnosticar a tiempo y buscar una alternativa para lograr un estilo de vida saludable, que nos puede llevar a retrasar una diabetes que puede estar insipiente, o una prediabetes o evitar en algunos casos.

También la promoción de un estilo de vida saludable es muy positiva para la prevención de la diabetes Tipo 2.

Las condiciones ideales para su control deberían incluir una consulta médica y un análisis de sangre, en que la glucemia salga por encima de 126 en ayuna, lo que ya indica que hay diabetes; En el caso de que salga por encima de 200 en cualquier horario de día, también puede indicar que tenemos diabetes.

En FUPADI contamos con un consultorio médico para pacientes en relación con lo que es diabetes tipo 1 y tipo 2, pero hay un especial enfoque en el paciente con diabetes tipo 1, por las circunstancias en la que se da un debut de este tipo de diabetes.

- Recomendación

Llevar un estilo de vida saludable es fundamental para las personas con o sin diabetes. Esto implica comer suficiente para mantener un peso saludable, además de acompañar de actividades física y mantener el peso que corresponde. Nosotros contamos con consultorios en FUPADI -que funciona en el Club de Leones de Bernardino Caballero- y realizamos atención en general para cualquier duda o síntoma que pueda presentar.

2.4.23. Diabetes: Control y detección gratuitos en varios puntos de Asunción

Asunción, IP. - En Paraguay, el 9,7 por ciento de la población general padece de diabetes. En ese sentido se prevén una serie de actividades desde distintos gremios médicos en el marco del Día Mundial de la Diabetes, que se conmemora cada 14 de noviembre.

El Instituto de Previsión Social (IPS), el Programa Nacional de Diabetes, la Sociedad Paraguaya de Diabetología, Sociedad de Endocrinología, el Hospital de Policías, Hospital de Clínicas (FCM-UNA), Fupadi, el Hospital Militar y el Hospital Barrio Obrero, unen esfuerzos para la "Caminata 5K 2019 – Día Mundial de la Diabetes", que se hará este domingo en la Costanera de Asunción, desde las 16:00.

Asimismo, están involucradas las Sociedades Científicas de Estudio de la Obesidad, Aterosclerosis, Medicina Interna, Medicina Familiar, Cirugía Plástica y Reconstructiva, Neumología, Neurología, Nefrología, Oftalmología, Emergentología, Otorrinolaringología, Medicina Crítica, Cardiología, Hipertensión, Geriatría y Cirugía Bariátrica.

"El objetivo de la acción es concienciar sobre la importancia de la prevención de la diabetes manteniendo un estilo de vida saludable y realizándose controles periódicos. Del mismo modo, se busca dar la buena noticia de que, si esta patología es bien tratada se puede llevar una vida normal", indicó Elizabeth Valinotti, jefa del Servicio de Endocrinología del IPS y coordinadora de la Red Integral de Atención a la Diabetes.

Igualmente, el Programa Nacional Diabetes, tiene prevista varias actividades, las cuales están siendo coordinadas por Rocío Aparicio, directora del Programa Nacional de Diabetes del Ministerio de Salud. A continuación, se detallan las actividades.

- Sobre la diabetes

La diabetes es una enfermedad en la que los niveles de glucosa (azúcar) en la sangre se encuentran muy elevados. Existen 4 tipos de diabetes. La Tipo 1, que prevalece en niños y adolescentes; el tipo 2, más frecuente en adultos; la diabetes gestacional, que ocurre durante el embarazo; y otros tipos secundarios ocasionados por complicaciones de enfermedades o por el consumo de medicamentos como corticoides.

En el marco del mes de la prevención de la enfermedad, desde la Federación Internacional de la Diabetes proponen el lema "cuida a tu familia". "La familia posee una doble tarea, tanto el cuidado y la contención de la persona con diabetes como la prevención en las próximas generaciones. Esto solo se puede lograr llevando un estilo de vida saludable que incluye una buena alimentación, ejercicios y entender que somos responsables de nuestra salud", determinó la especialista.

Desde el Servicio de Endocrinología del IPS y la Red Integral de Atención a la Diabetes buscan instaurar en la población la responsabilidad de la salud. Para la Dra. Valinotti, el cuidado que los pacientes pueden realizar se da mediante las elecciones que tomen a la hora de alimentarse o realizar ejercicios.

“Así también es cultural. Por ello, si en nuestra familia estamos acostumbrados a comer bien y realizar deportes, podemos ayudar a la prevención de la enfermedad en las siguientes generaciones”, agregó la especialista.

La diabetes gestacional se define como cualquier grado de intolerancia hacia la glucosa que se da en el embarazo y está más relacionada con la diabetes tipo 2. Por ende, cuando el niño nace está condicionado a padecer esta enfermedad. La diabetes tipo 1 es considerada autoinmune y posee otra base genética.

La diabetes en una mujer embarazada requiere de mayor cuidado. Por un lado, en su primera consulta se debe realizar un tamizaje, una prueba de tolerancia a la glucosa. De lo contrario, las complicaciones más frecuentes pueden ser la macrostomia.

Por otro lado, la Dra. Rosa Vega, presidente de la Sociedad Paraguaya de Endocrinología explicó que en los últimos años la tendencia a padecer esta enfermedad ha bajado a los 30 años de edad. Anteriormente era a partir de los 50 años de edad, debido a la falta de cambios en el estilo de vida de las personas.

Agregó que más del 50% de la población nacional posee sobrepeso u obesidad que, junto con el sedentarismo, son uno de los principales factores de riesgo de padecer diabetes, acompañado de la mala alimentación. “Aquellas personas que tienen familiares con diabetes, aunque tengan un peso ideal y una vida sana, también tienen predisposición a padecer la enfermedad. Sin embargo, al tener en cuenta todos los factores y llevar una vida equilibrada este riesgo disminuye”, señaló la Dra. Vega.

Por su parte, el Dr. Atilio Castillo, presidente de la Sociedad Paraguaya de Diabetes indicó que se debe educar desde la infancia sobre los hábitos saludables como buena alimentación, actividad física y por sobre todo el control del estrés.

También mencionó que otra forma de prevenir la enfermedad es a través del tamizaje correspondiente en cuanto a edad y condición física. Por ejemplo, si el paciente presentó algún evento cardiovascular, debe realizar un control más precoz. Finalizó recalcando que la diabetes tipo 2 es prevenible entre un 70 y 80% de los casos.

2.4.24. Diabetes y la importancia de la alimentación

Próximo a conmemorarse el Día Mundial de la Diabetes, en el SENEPA se realizó un acto para recordar de la importancia de los buenos hábitos en cuanto a la alimentación se refiere, un aspecto fundamental para tener buena salud.

Dieron apertura al evento el director general, Dr. Gustavo Chamorro y el director administrativo Lic. Cristino Penayo, por el SENEPA, con el apoyo de la Dra. Doris Royg, directora del Programa Nacional de Diabetes y la Lic. Claudia Cardozo, nutricionista del programa.

En primer término, hablo el Dr. Chamorro, quien destacó el acompañamiento de la institución a su cargo a tan noble iniciativa de recordar la fecha. «Contento por participar de este evento muy importante para todos. Es un acompañamiento que hacemos al programa de diabetes buscando que más gente se comprometa con el objetivo trazado. Valoramos esta unión y esperamos seguir aportando nuestro grano de arena para que se pueda ir fortaleciendo el programa».

A su vez, la Dra. Royg, señaló: «Cuando tenemos salud, tenemos buena vida y con eso cuidamos también a nuestros seres queridos. Por eso la importancia de una buena alimentación es fundamental para tener una larga vida que también repercute en nuestros familiares. Es muy importante llevar un método de vida saludable».

Por último, hizo uso de la palabra la Lic. Cardozo, quien orientó a los presentes respecto a la forma de cuidado, especialmente a la hora del desayuno, dando explicaciones precisas de lo que hay que consumir.

Este evento fue organizado por las secciones de Salud Ocupacional y de Seguridad e Higiene del Trabajo del SENEPA, con el apoyo del Programa Nacional de Diabetes.

CAPÍTULO III

MARCO METODOLOGICO

3.1. Metodología de la Investigación: La investigación es descriptivo y observacional porque se observarán situaciones existentes no provocadas intencionalmente, es decir, se indaga, explora, describe e informa sobre el efecto que tiene la economía en el tratamiento de personas con diabetes mellitus en los usuarios de la USF Mbocayaty de diciembre 2021 a septiembre 2022. El enfoque de la investigación fue cuantitativo por que se recogieron y analizaron datos a través de la medición numérica y análisis estadísticos de las variables en tablas y gráficos.

El diseño de la investigación es no experimental porque no se realizó ninguna intervención sobre las variables. Solamente se observaron fenómenos de interés. El corte es Transversal porque se realizó en un tiempo determinado, ya que la investigación fue desde diciembre 2021 a septiembre 2022. Se parte de la hipótesis de que la economía no afecta en el tratamiento de la diabetes mellitus.

La población está compuesta por un total de 40 pacientes diabéticos de la Unidad de Salud de la Familia (USF) de Mbocayaty - Ñemby. Para la selección de la muestra, se procedió a una técnica de muestreo por conveniencia, debido a que, de los 40 pacientes, sólo 17 pacientes (43%) del total acuden de forma frecuente a la USF de Mbocayaty, dificultando el acceso a la población total de la localidad.

La investigación se desarrolló en la USF (Unidad de salud familiar) de Mbocayaty. Como técnica de recolección de datos fue una encuesta de elaboración propia y el instrumento fue presentada en forma de cuestionario, las preguntas fueron planteadas de forma cerrada. Para la recolección de los datos se elaboró previamente una encuesta para los pacientes diabéticos de la USF Mbocayaty. Los datos extraídos de los mismos fueron asentados en un cuestionario de recolección de datos que resaltan las variables de interés del estudio. La recolección de datos fue realizada en los meses de diciembre del 2021 y septiembre del año 2022. Los datos extraídos fueron ordenados y tabulados, de forma digital en una hoja de cálculo del programa Microsoft Excel 2010. Los resultados fueron presentados en forma de tablas y gráficos para mejor entendimiento. Para la investigación se ha elaborado las siguientes normas, informar a los participantes de la finalidad del trabajo y mantener la confidencialidad de las personas.

3.2. Variables

3.2.1. Conceptualización de las Variables

Es una propiedad, características o atributos que pueden darse en ciertos sujetos o pueden darse en grados o modalidades diferentes. Son conceptos clasificados que permiten ubicar a los individuos en categorías o clases y son susceptibles de identificación y medición.

3.2.2. Operacionalización de las Variables

Las variables fueron operacionalizadas a través de una planilla de recolección de datos, que contenían todas las variables de interés para el estudio.

Variables	Indicadores	Tipos	Definición
Edad:	35 a 90 años.	Cuantitativo.	Edad en años, que transcurren desde la adultez hasta la vejez.
Efecto:	Economía.	Cuantitativo.	El efecto económico es cuando algo tiene impacto y provoca consecuencias en la situación económica de una persona, una comunidad, una región, un país o el mundo.
Economía:	Favorable y Desfavorable.	Cuantitativo.	Ciencia que estudia los recursos, la creación de riqueza y la producción, distribución y consumo de bienes y servicios, para satisfacer las necesidades humanas.
Tratamiento:	Diabetes Mellitus.	Cuantitativo.	Hace referencia a la forma o los medios que se utilizan para llegar a la esencia de algo, cuya finalidad es la curación o el alivio de las enfermedades o síntomas.
Diabetes:	Complicaciones.	Cuantitativo.	Es una enfermedad crónica (de larga duración) que afecta la forma en que el cuerpo convierte los alimentos en energía.

3.3. Consideraciones éticas

Para la investigación se ha elaborado las siguientes normas.

- Informar a los participantes de la finalidad del trabajo.

- Mantener la confidencialidad de las personas.

3.4. Cronograma de actividades

	MESES	Marzo					Abril					Mayo						Junio					Julio					Agosto					Septiembre				
	SEMANAS	1	2	3	4	5	1	2	3	4	5	1	2	3	4	5	6	1	2	3	4	5	1	2	3	4	5	1	2	3	4	5	1	2	3	4	5
ACTIVIDADES	Orientación y plan de trabajo	■																																			
	Recopilación de materiales		■																																		
	Entrega de proyecto para correcciones					■			■																										■		
	Recolección de datos																														■	■	■	■			
	Análisis e interpretación de datos																																	■			
	Entrega de informes						■					■																									
	Actividades para promoción de proyecto																		■											■	■				■	■	

CAPÍTULO IV

ANÁLISIS E INTERPRETACIÓN DE DATOS

Gráfico N°1. Sexo de los participantes

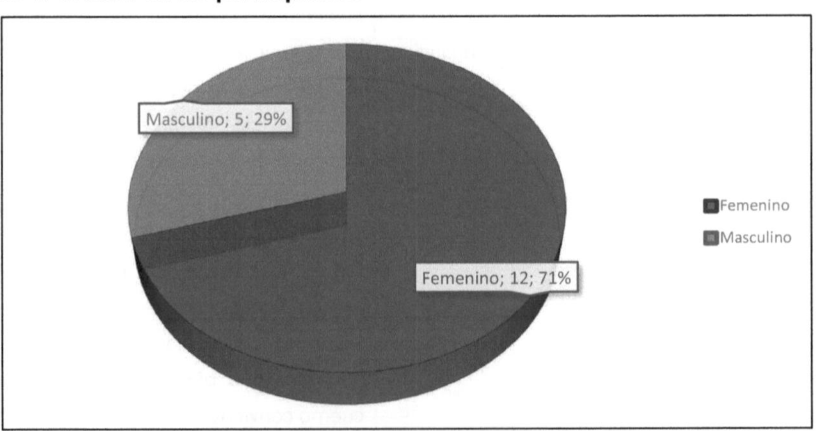

Fuente: Datos obtenidos a través de una encuesta realizada a los pacientes diabéticos de la (USF) Unidad de Salud Familiar de Mbocayaty.

Observación: En cuanto al sexo de los encuestados, el 71% era del sexo femenino y el 29% del sexo masculino.

Esto nos demuestra que la mayoría de los usuarios encuestados pertenecen al sexo femenino, llegando a totalizar el 71% de los casos. Estos datos coinciden con los hallazgos del estudio reportado por Ccorahua et al. (2019), en donde, en el seguimiento de los casos registrados en regiones del Perú desde el 2005 al 2018 demostró una mayor prevalencia de casos para el sexo femenino.

Gráfico N° 2. Edad comprendida entre los participantes

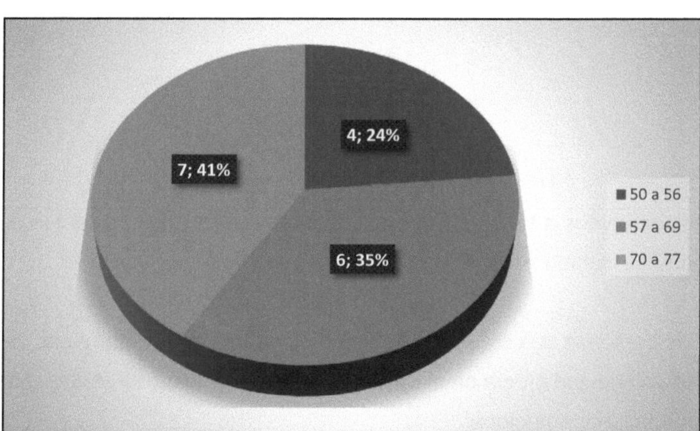

Fuente: Datos obtenidos a través de una encuesta realizada a los pacientes diabéticos de la (USF) Unidad de Salud Familiar de Mbocayaty.

En cuanto a la edad de los encuestados, las edades comprendidas entre 50 a 56 años representaron el 24%, el 35% para 57 a 69 años, y 41% para el rango de edades entre 70 a 77 años. Esto nos demuestra que la mayoría de los usuarios encuestados tenían entre 70 a 77 años, llegando a totalizar el 41% de los casos.

Estos valores pueden variar de acuerdo a las condiciones socioeconómico del país o localidad en la que se lleva a cabo el estudio, estos valores difieren levemente de lo obtenido en el trabajo publicado por Díaz et al. (2004), en donde se analizó el comportamiento epidemiológico de la diabetes mellitus en el municipio de Güines, Cuba, en donde predominaron las personas con diabetes con 60 años o más, siendo 57,48 años la media de edad.

Gráfico N°3. ¿Cómo influye la economía en las complicaciones del tratamiento de la Diabetes?

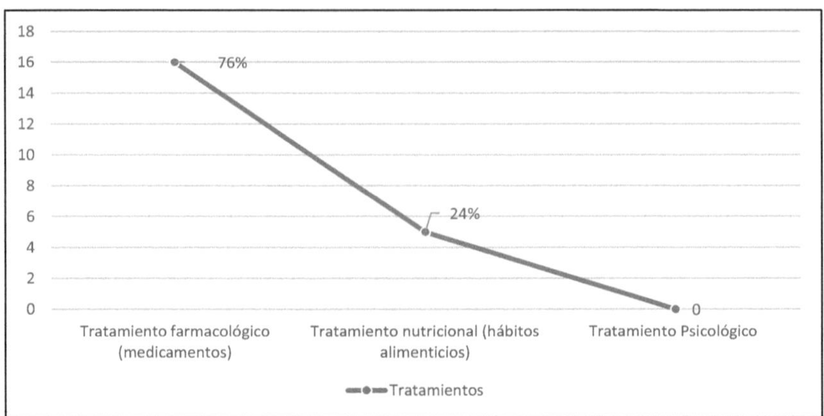

Fuente: Datos obtenidos a través de una encuesta realizada a los pacientes diabéticos de la (USF) Unidad de Salud Familiar de Mbocayaty.

En cuanto a las personas que creen que la economía afecta en el tratamiento de la diabetes mellitus, el 76% alega que afecta en el tratamiento farmacológico, el 24% respondieron que afecta en el tratamiento nutricional.

Estos valores demuestran la influencia de la economía en el tratamiento de la diabetes, puesto que un alto porcentaje de las personas estudiadas manifestaron que la economía afecta en el costo del tratamiento farmacológico específicamente, como así también la prevalencia de este en adultos. Según lo expuesto por el Ministerio de Salud Pública y Bienestar Social (2020), se ha reportado de que casi el 10% de la población padecen de diabetes, pero que solo el 50% tenían conocimiento de ello. A pesar de que hubo una inversión de aproximadamente 37.800.00.00 de guaraníes en insulina y en medicamentos un aproximado de 55.000.000.000 de guaraníes. En contrate, la Federación Mexicana de Diabetes tipo 2. (2015), describe que el impacto económico de la diabetes tipo 2 es la cuarta causa de muerte en América latina y se estimó un costo anual de 65000 millones de dólares para América latina y el caribe de las cuales 44000 millones corresponden a América del Sur, una cifra alarmante hoy que debe ser gestionada de una mejor manera para que los pacientes con esta afección no tengan tanto costo.

Gráfico N° 4. ¿Cuáles son las complicaciones del tratamiento de la Diabetes?

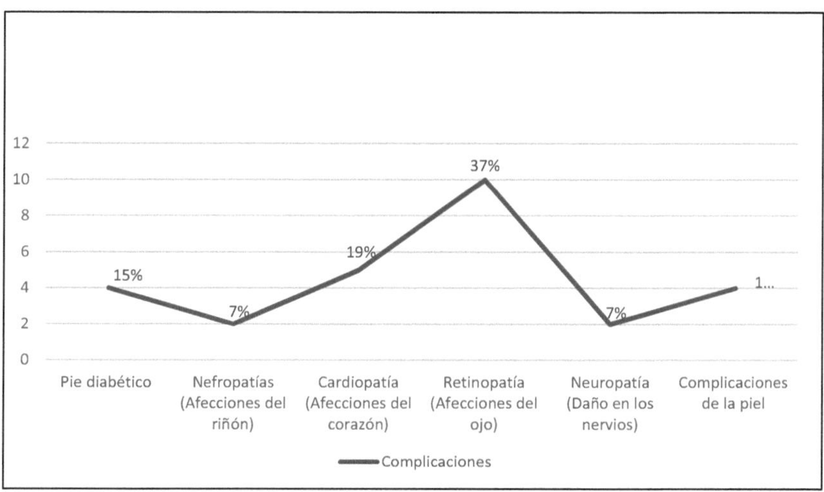

Fuente: Datos obtenidos a través de una encuesta realizada a los pacientes con diabetes de la (USF) Unidad de Salud Familiar de Mbocayaty.

En cuanto a las complicaciones que presentan los encuestados a causa de la diabetes mellitus. El 15% presenta pie diabético, el 7% presentan nefropatías, el 19% respondió que presentan cardiopatías, el otro 37% sufren complicaciones de retinopatía, 7% tiene complicaciones neuropáticas, y, por último, el 15% respondió que presenta complicaciones en la piel. Con los resultados obtenidos en esta encuesta, se deduce que la mayoría de los encuestados presentan retinopatía a causa de la diabetes, seguido por afecciones del corazón y el pie diabético. La frecuencia de complicaciones de la diabetes mellitus es muy elevada, según lo expuesto por Sabag et al. (2006), las complicaciones más frecuentes halladas en una Unidad de Medicina Familiar de México fueron hipertensión arterial (67%), hipertrigliceridemia (59,4%), neuropatía (42,6%), hipercolesterolemia (35,7%), retinopatía (27,5%), nefropatía (20,5%), pie diabético (10,8%), cardiopatía isquémica (10%) y enfermedad vascular cerebral (4,4%).

Gráfica N°5. ¿Cuál de estos programas conoces?

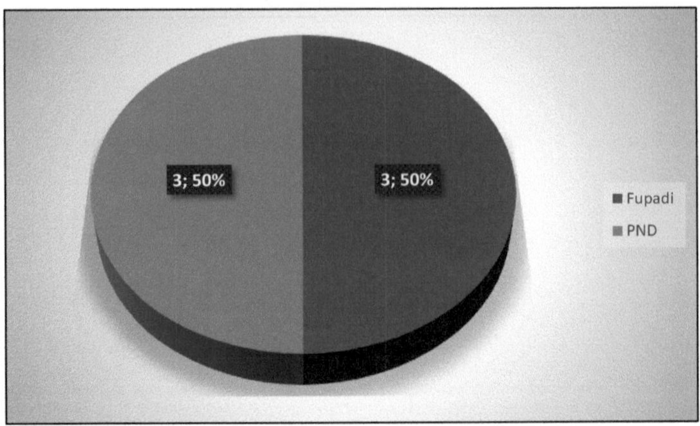

Fuente: Datos obtenidos a través de una encuesta realizada a los pacientes con diabetes de la (USF) Unidad de Salud Familiar de Mbocayaty.

En cuanto a los encuestados que, si conocen los programas económicos con los que cuenta el Estado para las personas con bajos recursos económicos que presentan diabetes mellitus, el 50% saben de la existencia de la FUPADI, y el otro 50% de los encuestados conocen el Programa Nacional de Diabetes.

A raíz de la investigación realizada, se determinó que la mitad de los encuestados conocen la FUPADI y la otra parte de los usuarios de la USF Mbocayaty conocen el Programa Nacional de Diabetes. El sitio web del PND cuenta con un campus virtual, cápsulas educativas, flujogramas y materiales de apoyo para capacitar tanto a la población académica como no académica para acceder al programa y tener conocimiento de la educación diabetológica básica (Programa Nacional de Diabetes, 2022), a su vez, la Fundación Paraguaya de Diabetes (FUDAPI) posee un programa cuyo objetivo es brindar contención y soporte educativo al mayor número de personas que padecen o no la enfermedad, a modo de tratar de disminuir o prorrogar las complicaciones de salud que puedan emerger, intensificando la promoción de la salud (Lanaciongn, 2016).

Gráfica N°6 ¿Conoces las estrategias económicas en el tratamiento de la diabetes mellitus con que cuenta la USF Mbocayaty?

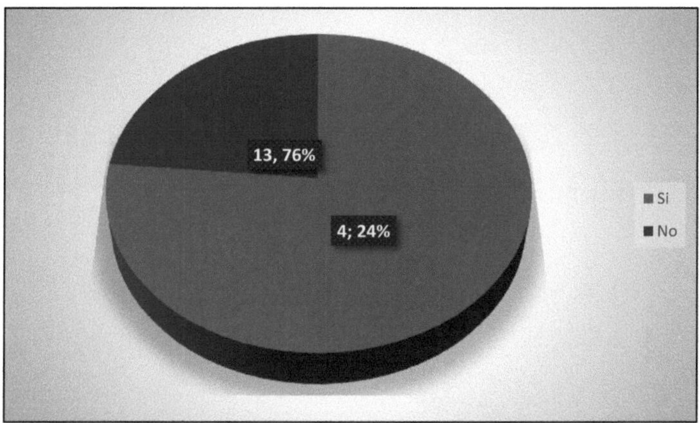

Fuente: Datos obtenidos a través de una encuesta realizada a los pacientes con diabetes de la (USF) Unidad de Salud Familiar de Mbocayaty.

En cuanto a los usuarios encuestados, el 24% conocen las estrategias económicas para solventar los gastos del tratamiento de la diabetes y el 76% respondió que no conoce estas estrategias económicas.

A raíz de la encuesta realizada, se percibió que la mayoría de los encuestados no conoce las estrategias económicas para solventar los gastos que conlleva el tratamiento de la diabetes mellitus. En Paraguay la prevalencia de la diabetes supera 6,5% de la población adulta, considerando costo directos- atención hospitalaria y ambulatoria (prevención, diagnóstico, tratamiento e investigación), costos indirectos (falta de productividad, ausentismo laboral, jubilaciones tempranas) (Conget, 2002). Por lo que surge la necesidad de desarrollar programas integrales a fin de mejorar la atención que se brinda a las personas con diabetes. El incremento de esta enfermedad representa una prevalencia en países de ingresos bajos y medianos, en comparación con países de altos ingresos (Organización Panamericana de la Salud, 2022).

Gráfica N° 7. ¿Cuál de estas estrategias implementas?

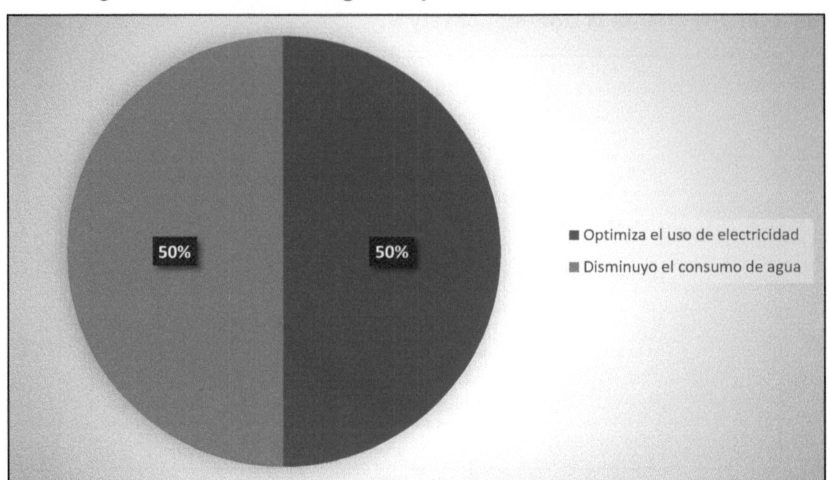

Fuente: Datos obtenidos a través de una encuesta realizada a los pacientes con diabetes de la (USF) Unidad de Salud Familiar de Mbocayaty.

En cuanto a las personas que llevan a cabo estrategias económicas para solventar los gastos del tratamiento de la diabetes mellitus, el 50% optimiza el uso de la electricidad, el 50% disminuye el consumo de agua potable, y, por último, refieren en forma verbal que no tiene la posibilidad de realizar un plan de ahorro mensual.

A raíz de la encuesta realizada se deduce que las personas optimizan el uso de electricidad y disminuye el consumo de agua durante el día, seguido de una nula posibilidad de implementar un plan de ahorro mensual. Complementando estos resultados, se incluye el reconocimiento de la Comisión Económica para América Latina y el Caribe (CEPAL) en cuanto a los avances realizados por países de la región en lo político, normativo e institucional sobre mecanismos que impulsen el ahorro energético, el cual se encuentra en la búsqueda de indicadores específicos que logren identificar el avance de políticas nacionales para la eficiencia energética, siendo muchos los factores que hacen una evolución en la optimización de la energía eléctrica y el consumo equilibrado del recurso hídrico (Freire et al., 2019).

CONCLUSIÓN

El presente trabajo de investigación titulado el efecto de la economía en las complicaciones del tratamiento de la diabetes mellitus en los usuarios de la USF de Mbocayaty, desde diciembre 2021 a septiembre 2022, se ha llegado a los siguientes hallazgos:

En relación con el conocimiento sobre la diabetes, el 65% define como una enfermedad en la que los niveles de glucosa (azúcar) de la sangre están muy elevados, el 6% refieren que es un trastorno por el cual los vasos sanguíneos tienen persistentemente una tensión elevada y, por último, el 29% cómo una enfermedad en la que el cuerpo no produce suficiente insulina. Esto nos demuestra que la mayoría de los usuarios encuestados define correctamente la diabetes, llegando a totalizar un 65%.

En cuanto a la influencia de la economía en la diabetes mellitus, la mayoría de las personas creen que afecta en el costo del tratamiento farmacológico, otro porcentaje más bajo refieren que también afecta en el tratamiento nutricional. Un alto índice de los encuestados refiere que no conocen las estrategias económicas para solventar los gastos que conlleva el tratamiento de la diabetes mellitus, en cuanto a los que si conocen y practican dichas estrategias es optimizando el uso de Electricidad y disminuye el consumo de agua durante el día.

Referente a las complicaciones del tratamiento de la diabetes mellitus, la mayoría de los encuestados presentan retinopatía a causa de la diabetes, seguido por afecciones del corazón, el pie diabético, otro porcentaje muy bajo presentan complicaciones en la piel y neuropatías.

Sobre los programas con que cuenta el Estado para ayudar a las personas con bajos recursos económicos que sufren de diabetes, nos hemos percatado que la mayoría de los usuarios de la USF Mbocayaty, no conocen dichos programas. En cuanto a los encuestados que, si conocen, de los cuales son seis usuarios, el 50% saben de la existencia de la FUPADI, y el otro 50% de los encuestados conocen el Programa Nacional de Diabetes. Con todo esto se refuta la hipótesis de la investigación.

SUGERENCIAS Y RECOMENDACIONES

- Empatizar que la diabetes mellitus implica la modificación de estilos de vida, una alimentación adecuada, ejercicio físico y la utilización de fármacos.
- Enseñar y reforzar que el tratamiento es fundamental, que las personas aprendan a manejarla de forma correcta con el objetivo de tener una buena calidad de vida y evitar posibles complicaciones.
- Educar a los pacientes para realizar estrategias económicas para solventar gastos del tratamiento de la diabetes mellitus.
- Promover actividades como charlas informativas acerca de recomendaciones nutricionales de acuerdo con la economía familiar.
- Inculcar por planes de seguros de salud que cubran a las personas con diabetes ya sean recursos locales o privados.
- Crear espacios con fines informativos sobre los cuidados y recomendaciones a tener en cuenta para prevenir la diabetes y sus complicaciones.

BIBLIOGRAFÍA

- Conget, I. (2002). Diagnóstico, clasificación y patogenia de la diabetes mellitus. *Revista española de cardiología* , *55* (5), 528-535. Recuperado en 15 de noviembre de 2023 en: https://www.sciencedirect.com/science/article/abs/pii/S0300893202766463.

- Ccorahua et al. (2019). Prevalencia de la diabetes mellitus tipo 2 en población menor de 30 años para el período de 2005 a 2018 con datos del Ministerio de Salud de Perú. *Medwave*, *19*(10).

- Díaz et al. (2004). Comportamiento epidemiológico de la diabetes mellitus en el municipio de Güines: Año 2002. *Revista Cubana de Higiene y Epidemiología*, *42*(1) Recuperado en 28 de noviembre de 2023, de http://scielo.sld.cu/scielo.php?script=sci_arttext&pid=S1561-30032004000100003&lng=es&tlng=es.

- Federación Mexicana de diabetes tipo 2 (2015). Impacto económico de la Diabetes tipo 2. Recuperado en 17 de noviembre de 2015 de: https://fmdiabetes.org/impacto-economico-de-la-diabetes-tipo-2-en-america-latina/.

- Freire et al. (2019). Propuesta de un plan alternativo de optimización energética. *Revista Espacios*, *40*(30), 4-18. https://w.revistaespacios.com/a19v40n30/a19v40n30p04.pdf.

- Lanaciongn. (2016). *Lo que se lleva en la boca, clave en la lucha contra la diabetes tipo 1*. Diario HOY. https://www.hoy.com.py/nacionales/lo-que-se-lleva-en-la-boca-clave-en-la-lucha-contra-la-diabetes-tipo-1

- Ministerio de Salud Pública y Bienestar Social. (2020). En Paraguay el 10% de la población padece diabetes. Recuperado en 18 de noviembre de 2023 de: https://www.mspbs.gov.py/portal/22132/en-paraguay-el-10-de-la-poblacion-padece-diabetes.html#:~:text=La%20diabetes%20en%20Paraguay%20representa,el%2050%25%20conoce%20su%20enfermedad.

- Programa Nacional de Diabetes. (2022). Indicadores de Diabetes Mellitus Paraguay 2022. Recuperado en 29 de noviembre de 2023 de: https://diabetes.mspbs.gov.py/

- Rodríguez et al. (2018). Familia, economía y servicios sanitarios: claves de los cuidados en pacientes con diabetes y amputación de miembros inferiores. Estudio cualitativo en Andalucía. *Atención Primaria*, *50*(10), 611-620. https://www.sciencedirect.com/science/article/pii/S0212656717302135.
- Organización Panamericana de la Salud. (2023). Perfiles de países – Carga enfermedades Diabetes. Recuperado en 19 de noviembre de 2023 de: https://www.paho.org/es/temas/diabetes.
- Sabag et al. (2006). Complicaciones crónicas en la diabetes mellitus. Prevalencia en una unidad de medicina familiar. *Revista Médica del Instituto Mexicano del Seguro Social*, *44*(5), 415-421. https://www.redalyc.org/pdf/4577/457745535005.pdf

ANEXOS

Anexo 1.

(Encuesta)

Este trabajo se realiza con fines netamente informativos, abarca un tema de interés global tanto desde la literatura como de la ciencia en Salud. El tema de este trabajo es, Efectos de la Economía en el tratamiento de la diabetes mellitus, este es un instrumento de recolección de datos que ayudara a llegar con satisfacción al objetivo general. "Conocer los efectos de la economía en el tratamiento de la diabetes mellitus"

1- **Sexo**:

Femenino Masculino

2- **Edad:**

3- **¿Cómo influye la economía en las complicaciones del tratamiento de la Diabetes?**

Tratamiento farmacológico (medicamentos)

Tratamientos nutricionales (Hábitos alimenticios)

Tratamientos psicológicos

4- **¿Cuáles son las complicaciones del tratamiento de la Diabetes?**

Pie diabético
Nefropatías (Afecciones del riñón)
Cardiopatía (Afecciones del corazón)
Retinopatía (Afecciones del ojo)
Neuropatía (Daño en los nervios)
Complicaciones de la piel

5- **¿Cuál de estos programas conoces?**

Fupadi

(PND) Programas Nacional de Diabetes

6- ¿Conoces las estrategias económicas en el tratamiento de la diabetes mellitus con que cuenta la USF Mbocayaty?

Si

No

7- ¿Cuál de estas estrategias implementas?

Optimizo el uso de electricidad.

Disminuyo el consumo de agua.

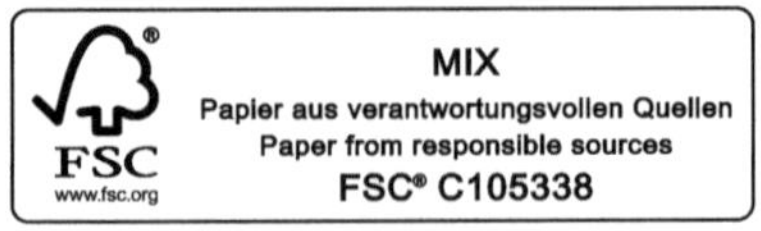

Printed by Books on Demand GmbH, Norderstedt / Germany